관절가동술 핵심노트

역자 정 형 국 외

Mobilization Notes

A Rehabilitation Specialist's Pocket Guide

Christopher H. Wise,
PT, MS, OCS, FAAOMPT, MTC, ATC

Dawn T. Gulick,
PhD, PT, ATC, CSCS

영 문 출 판 사

■ **옮긴이** (가나다순)

김명준 경동대학교 물리치료학과 교수
김미영 용인대학교 물리치료학과 외래교수
김성수 광주보건대학 물리치료과 교수
김지혁 경남정보대학 물리치료과 교수
서현규 대구보건대학 물리치료과 교수
송명수 원광보건대학 물리치료과 교수
양대중 대불대학교 물리치료학과 교수
정병옥 김천대학교 물리치료학과 교수
정형국 안산대학교 물리치료과 교수
채정병 마산대학 물리치료과 교수
최재원 경북전문대학 물리치료과 교수
황 룡 동남보건대학 물리치료과 교수

Mobilization Notes A Rehabilitation Specialist's Pocket Guide

by Christopher H. Wise, PT, MS, OCS, FAAOMPT, MTC, ATC &
Dawn T. Gulick, PhD, PT, ATC, CSCS

관절가동술 핵심노트

2011년 9월 23일 초판인쇄
2011년 9월 30일 초판발행

지은이 : Christopher H. Wise &
Dawn T. Gulick
옮긴이 : 정 형 국 외
발행인 : 박 병 조
발행처 : 도서출판 영문출판사
등 록 : 1987년 12월 21일 제2-419호
주 소 : 서울시 강남구 삼성동 69-1
전 화 : (02)514-5590, 776-5590
팩 스 : (02)756-8943
E-mail : yeongmunsa@empal.com
정 가 : 30,000원
ISBN 978-89-7224-260-4 93510

감사의 글(Acknowledgments)

Chris와 Dawn은 이 책이 완성되는데 도움을 주신 Peg Waltner, Melissa Duffield, Margaret Biblis의 노고와 헌신에 감사드린다.

우리는 오랜 시간의 사진 촬영에 있어 그들의 지지와 헌신을 보여주신 Colleen, Hilary, Jordyn에게도 감사드린다.

우리는 여러분을 사랑합니다.

역자서문

도수물리치료를 다루는 교재들은 무수히 많고, 그 중에서도 관절가동술을 다루는 교재도 많다. 이렇듯 전 세계적으로 관심이 집중되는 도수치료는 수세기 동안 발전되어 왔고, 많은 분야의 전문가들이 관심을 가지고 있다. 이 책은 물리치료사는 물론, 다른 분야의 전문가들에게도 관절가동술에 대한 이해도를 높여줄 수 있을 만큼 내용이 알찬 편이다. 관절가동술과 관련된 용어 정의도 간략하게 잘 설명하고 있어, 비전문가들도 쉽게 가동술기법에 접근할 수 있을 것이다. 특히 본 부수적인 설명을 과감하게 배제하고, 실제적인 기술 방법을 제공하여 쉽게 가동술에 접근할 수 있도록 구성되어 있다. 그리고 이 책의 가장 큰 장점은 노트형식으로 되어 있어, 신체 부위별이나 기술 기법별로 접근할 수 있다.

끝으로, 이 책이 출간되는데 영문출판사 박병조사장님과 임직원의 노력이 중요하게 작용했으며, 번역상 문제에 부딪혔을 때 도움을 주신 많은 분께 감사드린다.

2011년 9월 역자 대표

목차(Contents)

제 2 장 팔굽관절(Elbow)

제 3 장 손목관절과 손(Wrist & Hand)

제 4 장 엉덩관절(Hip)

제 5 장 무릎관절(Knee)

제 6 장 발목관절과 발(Ankle & Foot)

제 7 장 관자아래턱관절과 목뼈－등뼈(TMJ & Cervical－Thoracic)

제 8 장 허리-골반(Lumbo-Pelvic)

개요
(Introduction)

정의
(Operational Definitions)

- **가동술/교정술(mobilization/manipulation):** 도수치료 절차로서, 관절이나 관련 연부조직에 숙련된 수동운동을 다양한 속도와 운동폭으로 적용하는 기법이다. 가동술과 교정술이란 용어는 동의어로 사용되기도 하며, 비트러스트(non-thrust) 기법에서부터 트러스트(thrust) 기법에 이르기까지 다양하게 적용된다.
- **주의점(note): 가동술과 교정술**은 물리치료사 분야에서 종종 상호교환되기도 한다. 이들 기법을 명확하게 구분하기 위해, 본 책은 등급 Ⅰ-Ⅳ 까지를 가동술이라고 하고, 빠른 속도로 적용되는 트러스트 기법인 Ⅴ 등급을 교정술이라고 한다.
- **골운동형상학/생리적 운동(osteokinematics/physiologic motion):** 환경이나 ***신체***에 대한 팔다리나 다른 신체분절의 대단위 운동을 의미하며, ***주로*** 측각기에 의해 측정된다.
- **관절운동형상학/종속운동(arthrokinematics/accessory motion):** 관절면과 관절내 구조물 사이에서 일어나는 상대적인 운동으로써, 다음과 같은 운동이 여기에 ***포함된다*** :
  - ***구성운동(component motions):*** 수동운동(즉, 구르기, 활주, 구름-활주)이나 능동운동을 촉진하기 위해 관절내에서 일어나는 운동
  - ***조인트플레이 운동(joint play motions):*** 외적 힘(즉, 힘줄스트레스 검사)에 의해서만 일어나는 불수의적인 운동
- **구름(accessory roll):** 두 관절면 사이에서 일어나는 종속운동의 일종으로서, 한 관절면의 특정 지점이 다른 관절면의 특정지점과 "일 대 일 대응"의 형태로 만나는 운동. 구름은 주로 마찰력이 크고 일치성이 떨어지는 관절면 사이에서 항상 생리적 운동의 방향과 동일한 방향으로 일어난다. 구름이 일어나기 위해서는, 오목한 관절면이 볼록한 관절면 보다 훨씬 작아야 한다.
- **활주(accessory glide):** 두 관절면 사이에서 일어나는 종속운동의 일종으로서, 한 관절면의 특정 지점이 다른 관절면의 여러 지점과 "일 대 다 대응"의 형태로 만나는 운동. 활주의 방향은 움직이는 관절면이 볼록한 관절면인지 아니면, 오목한 관절면인지에 좌우된다. 그리고 주로 관절면의 일치성이 좋은 관절면에서 일어난다.

- **구름-활주(accessory roll-glide)**: 앞에서 정의된 구름과 활주의 운동들이 결합된 것.
- **축회전(accessory spin)**: 가로면 상에서 일어나는 회전운동의 일종인 종속운동으로, 오목한 관절면이 볼록한 관절면보다 훨씬 클 때 주로 일어난다(예, 엉덩관절).
- **끝느낌(end feel)**: 관절운동의 끝지점에서 일어나는 저항의 질로서, 생리적 운동이나 종속운동에 과압력(overpressure)을 적용할 때 인지된다.
- **열림위치(open-packed position, OPP)**: 양쪽 관절면이 최대로 맞물려 있지 않는 상태의 위치로서, 안정성이 떨어지고 가동성이 좋은 상태의 관절위치이다.
- **잠김위치(close-packed position, CPP)**: 양쪽 관절면이 최대로 맞물려 있는 상태의 위치로서, 안정성이 가장 좋고 가동성이 크게 떨어지는 위치이다.
- **치료면(treatment plane)**: 오목한 관절면 쪽에 있는 가상의 평면으로서, 회전축과 오목한 관절면의 중심을 잇는 가상의 선과 수직을 이룬다. 오목 관절면의 특정 위치를 잘 알아야 만이 치료면의 위치를 잘 이해할 수 있고, 또 어떤 방향으로 가동력을 적용하는지를 이해할 수 있다.
- **견인 가동술(distraction mobilization)**: 관절면을 분리시키는 기법으로서, 치료면과 수직 방향으로 가동분절을 수동적으로 당기는 기법.
- **활주 가동술(glide mobilization)**: 치료면과 평행한 방향으로 가동분절을 수동적으로 움직이는 기법.

APTA, 2003
Paris & Loubert, 1990

관절운동과 가동력 (Joint Motiion & Mobilization Forces)

(1) 전형적인 윤활관절의 볼록 관절면, (2) 오목 관절면에 대한 가동술. 관절이 중립위를 벗어났을 때도, 가동력의 방향을 동일하게 한다.

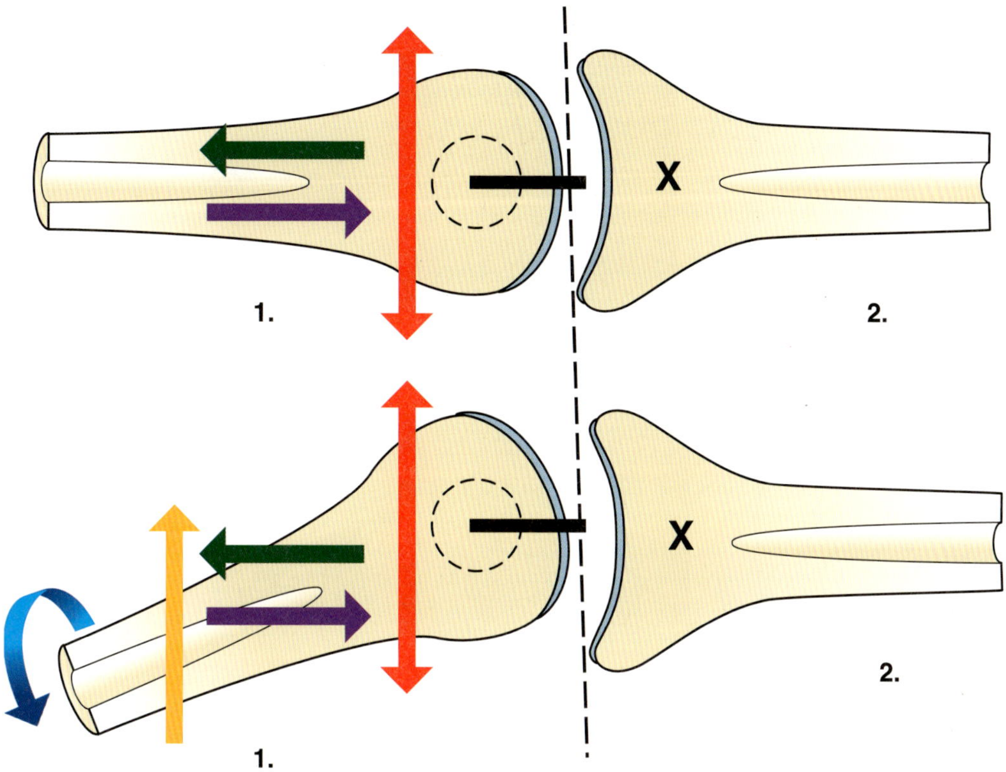

전형적인 윤활관절의 (1) 오목 관절면 (2) 볼록 관절면에 대한 가동술. 관절이 중립위를 벗어났을 때는 가동력의 방향을 변화시킨다.

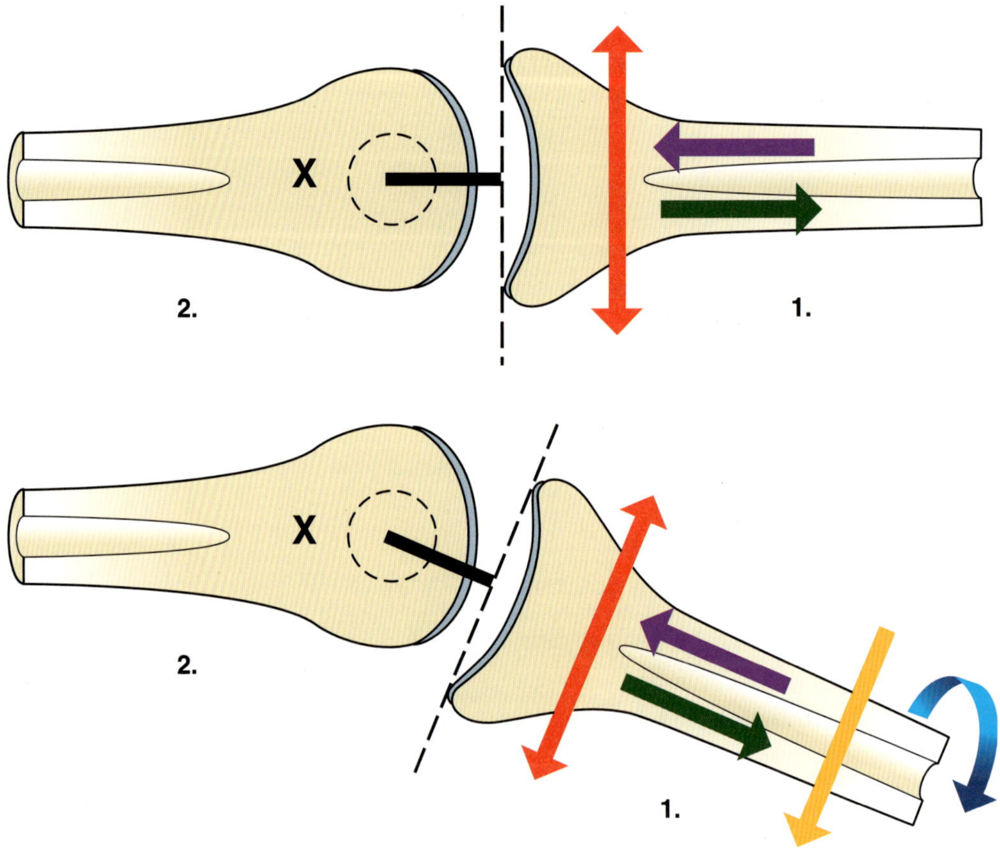

X = 고정 분절

점선 = 치료면(TP)이고, 오목 관절면에 위치한다. 그리고 회전축과 오목 관절면의 중심을 잇는 가상의 선과 수직을 이룬다.

적색 화살표 = 치료면과 평행하게 이루어지는 관절 활주의 방향

녹색 화살표 = 치료면과 수직을 이루는 견인의 방향

자주색 화살표 = 치료면과 수직을 이루는 압박의 방향

청색 = 생리적 운동의 방향

황색 = 종속운동의 방향

출처: Paris & Loubert, 1990

관절운동의 연속체(Continuum of Joint Motion)

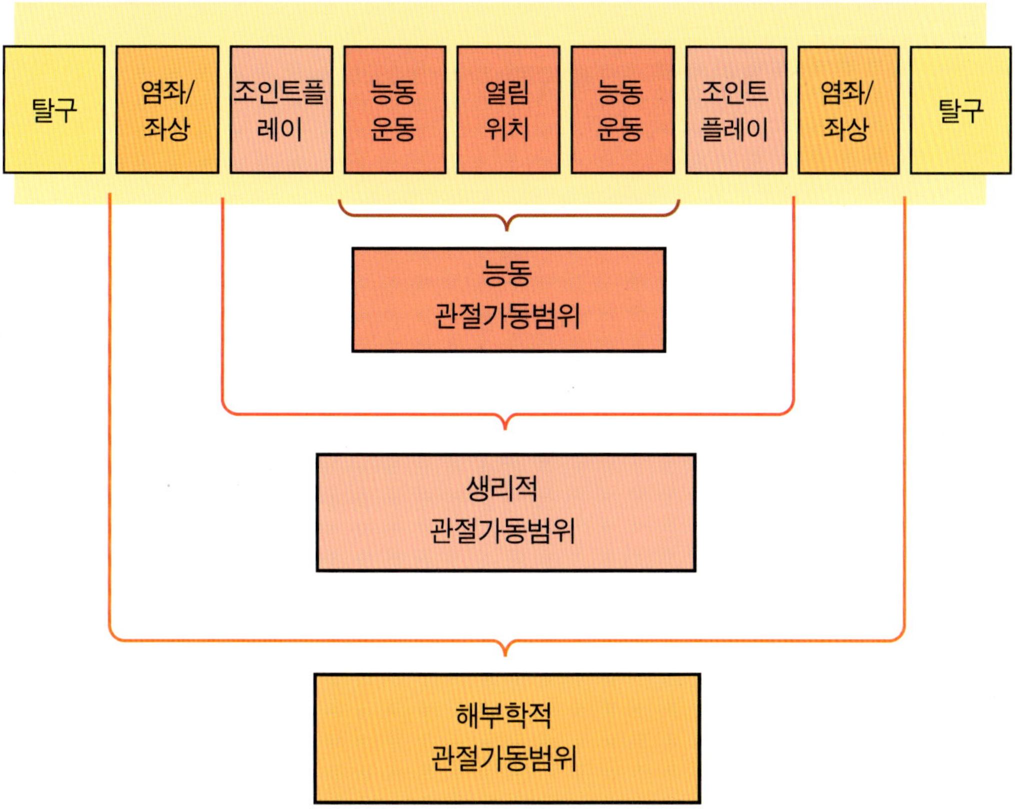

출처: Paris & Loubert, 1990

관절가동술의 적응증
(Indications for Joint Mobilization)

- 종속운동이나 생리적 운동의 소실을 향상시키기 위해
- 척추뼈의 열림/닫힘 기능장애를 감소시키기 위해
- 정상 관절 상태로 회복하기 위해
- 증상 완화나 통증 조절을 위해
- 운동기능 향상을 위해
- 가동성을 촉진시켜 관절내 구조물에 영양 공급을 향상하기 위해
- 근방호를 감소시키기 위해
- 질병이나 손상과 관련된 관절 가동성의 점진적인 소실을 줄이기 위해
- 가동성을 증가시키거나 유지하기 위해
- 손상 이후 조기에 그리고 안전하게 가동성을 권장하기 위해
- 좋은 결과를 유도하여 환자에게 자신감을 고취하기 위해
- 다른 도수치료나 비도수치료를 준비하거나 지지하기 위해

관절가동술의 효과
(Effects of Joint Mobilization)

신경생리적 효과 (등급 Ⅰ, Ⅱ):

- 기계적 관절 수용기, 고유수용기 자극
- 피부 및 근육 수용기 자극
- 유해수용기의 역치 상승

역학적 효과(등급 Ⅲ－Ⅴ):

- 관절 제한 신장
- 유착 파괴
- 자세성 관계 변화
- 정상 운동을 방해하는 장벽의 감소/제거

심리적 효과(등급 Ⅰ–Ⅴ):

- 향상을 통해 자신감 심어주기
- 도수접촉을 통해 긍정적인 반응 얻기
- 관절 소리를 통해 선호하는 반응 얻기

출처: Paris & Loubert, 1990

관절가동술의 금기증(Contraindications for Joint Mobilization)

절대 금기증

- 의학적으로 불안할 때
- 관절의 과가동성이나 불안정성이 의심될 때
- 치료 부위에 악성종양이 있을 때
- 말총 병변
- 창자와 방광의 기능장애
- 치료부위의 골절
- 척추바닥동맥 증후군(VBI)
- 관절강직증
- 인대 이완
- 치료부위의 혈관질환
- 급성 염증
- 관절 삼출
- X선으로 감지할 수 있는 뼈질환
- 급성 신경뿌리병
- 분만 직후
- 혈액응고성 질환
- 딱딱한 끝느낌이 있을 때
- 척추관절증(예, 강직성 척추염, 확산성 뼈과다증)
- 관절융합 후
- 중추신경계질환을 더욱 악화시키는 경우
- 치료로 더욱 악화되는 질병

주위사항

- 확인 혹은 의심되는 악성 종양(50세 이상, 원인을 알 수 없는 체중감소, CA 병력)
- 관절 대치술을 받은 환자
- 임신 혹은 분만 직후, 경구 피임제 및 항혈액응고제 복용환자
- 최근의 외상, 신경뿌리병(무릎관절/팔꿉관절의 먼쪽), 말총 증후군(+B/B 징후)
- 새롭게 형성된 결합조직의 초기 치유단계
- 코티코스테로이드제의 장기 복용
- 방사선 판독으로 확인할 수 없는 뼈질환(뼈엉성증, 만성 콩팥기능상실, 뼈연화증, 뼈감소증, 뼈화석증)
- 전신성 결합조직 질환(RA, Down' s, Ehlers-Danlos, Marfan' s, 홍반 루퍼스)
- 융합되지 않은 성장판
- 치료부위의 피부 발진이나 개방성 상처
- 의사소통이 어려운 사람(노인, 유아, 인지장애자, 언어장애자)
- 의존적 행동이나, 과장 행동, 자극적 행동을 보이는 심인성 환자
- 촉지나 고정을 할 때, 통증이 증가되는 환자

부적절한 가동술을 허리뼈에 적용했을 때 나타날 수 있는 잠재적 합병증 (Potential Complications of Inappropriate Use of Joint Mobilization of the Lumbar Spine)

상태	특징	합병증
척추사이원반 탈출증 (disc herniation)	심한 등과 다리 통증, 모든 움직임과 자세 시 통증 발생, 걷거나 앉아 있을 때 통증 발생, 신경병리성 통증과 신경뿌리병	상태가 더욱 악화되거나, 말총증후군으로 진행
신생물병(종양병) (neoplastic disease)	점진적인 증상, 다분절성 증상/징후가 악화된다.	병리성 골절
말총 증후군 (cauda equina syndrome)	방광기능장애, 감각마비 및 운동 마비를 포함한, 양측성 다분절성 아래운동신경세포 징후와 증상	압박 손상 증가와 영구적 마비
척수 압박 (spinal compression)	다분절성 위운동신경세포 징후와 증상	압박 손상 증가와 영구적 결손
비역학적 원인 (nonmechanical causes)	최소 근육뼈대성 징후/증상, 혹은 내장기관의 기능과 관련된 증상	적절환 관리가 지연되고 소모적인 노력
첫 번째와 두 번째 허리뼈신경뿌리마비 (1st & 2nd lumbar nerve root palsies)	엉덩관절 굽힘근 약증; 이들 신경뿌리는 종종 신생물병에 의해 침범된다.	적절한 관리 지연과 골절 가능성
3레벨 분절 징후 (tri-level segmental signs)	척추사이원반 압박은 최대 2개의 신경뿌리에 영향을 줄 수 있다.	신생물병, 척추전방전위증, 말총 증후군

계속

상태	특징	합병증
궁둥이 징후 (sign of the buttocks)	엉덩관절 굽힘시 텅빈 끝느낌, 엉덩관절 근육의 약증, SLR 제한; 엉덩관절의 비관절주머니성 제한; 궁둥이 부종	엉치뼈 골절, 신생물, 감염 등과 같은, 심각한 질환
다양한 심각성 병리 (various serious pathologies)	텅빈 끝느낌과 심각한 다방향성 근경련	상태 악화
유해 관절 환경 (adverse joint environment)	근경련, 급성 염증, 골절	상태 악화
급성 골절이나 탈구 (acute fracture or dislocation)	외상 후 즉각적으로 일어나는 통증과 기능상실	상태 악화
뼈질환 (bone disease)	심부 통증과 최소의 근육뼈대성 징후	골절 가능성과 소모적인 노력, 적절한 치료의 지연
전신성 관절염 (systemic arthritis)	양측성 통증, 높은 수준의 통증	조직 손상 증가와 심각한 악화

James Meadows에 의해 개발됨(2009)

운동손상을 결정하는 알고리즘 (Movement Impairment Decision-Making Algorithm)

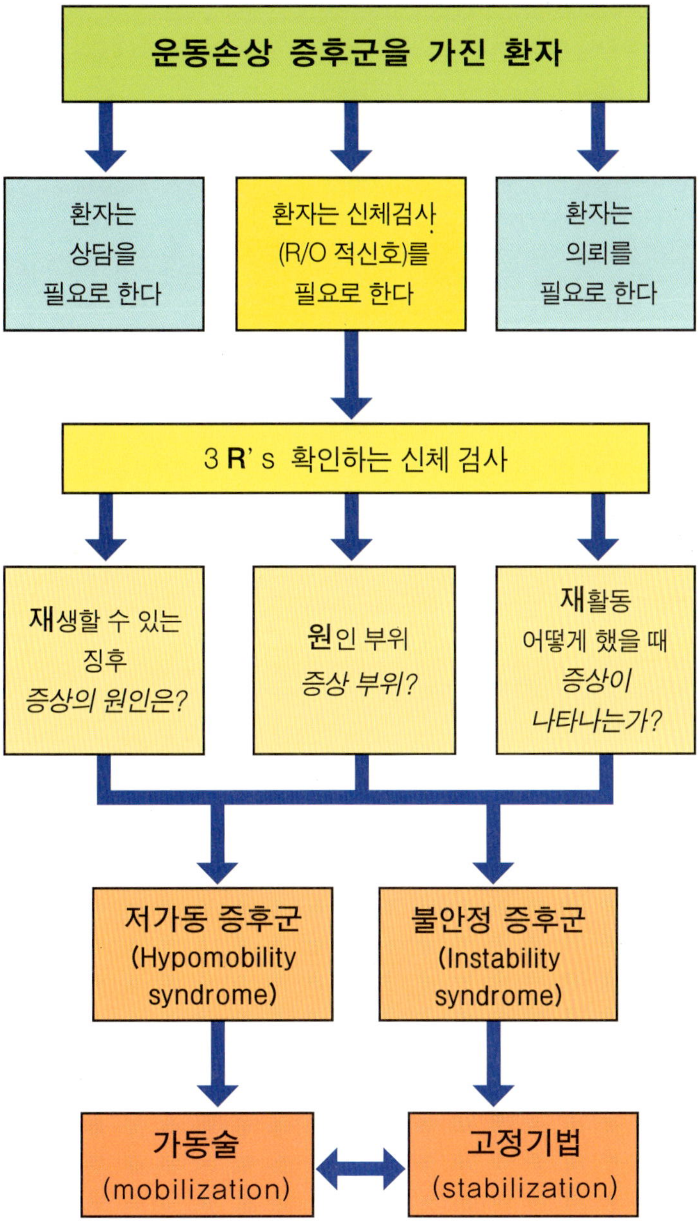

강직도 위주의 운동 그래프 (Stiffness-Dominant Movement Diagram)

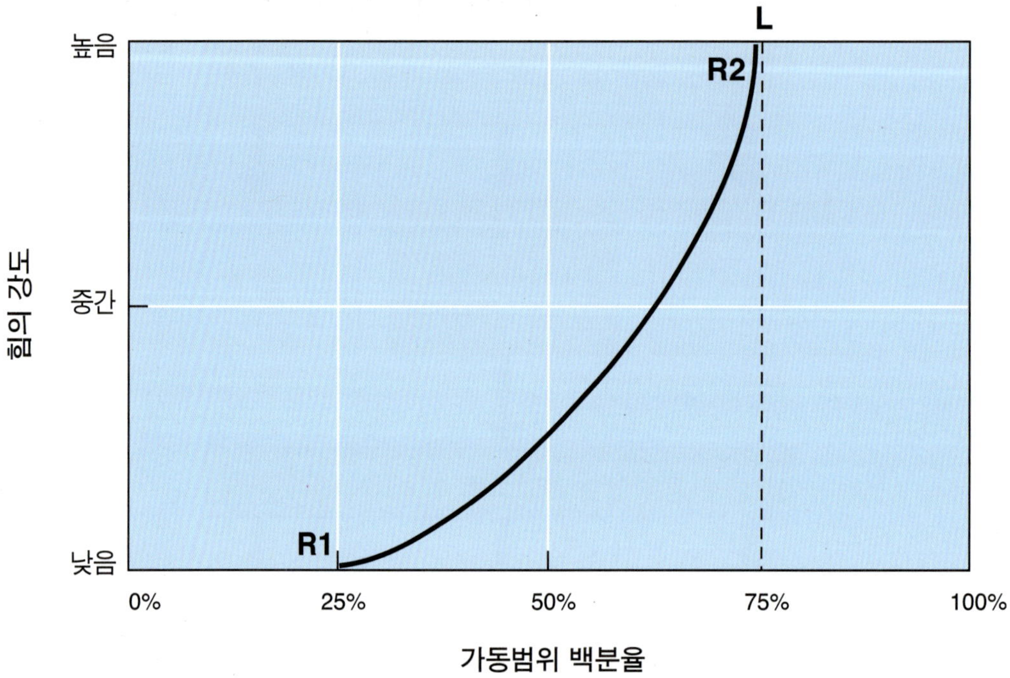

R1: 최초 저항
R2: 최종 저항
L : 움직임 제한

출처: Maitland 등, 2001

증상 위주의 운동 그래프 (Symptom-Dominant Movement Diagram)

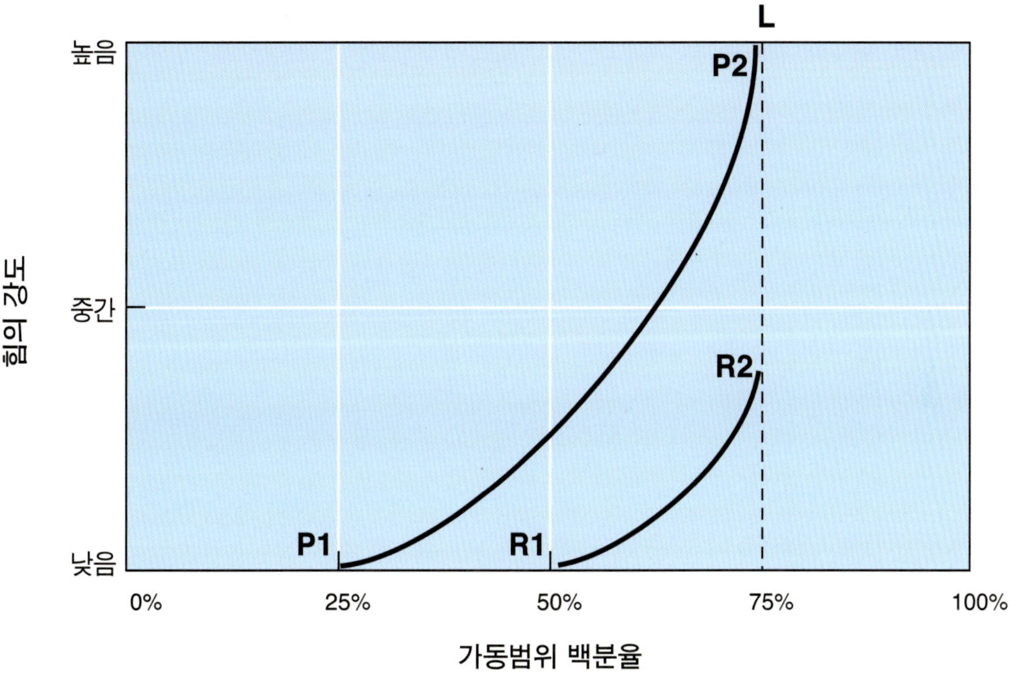

R1: 최초 저항
R2: 최종 저항

P1: 최초 통증
P2: 최종 통증
L : 움직임 제한

출처: Maitland 등, 2001

운동 그래프 (Movement Diagram)

관절 운동의 양과 질을 기록하기 위해, 다음 기호를 이용하여 운동 그래프를 사용하시오. 그래프 위에 직접 작성하시고, 또 필요할 때는 재사용하시오.

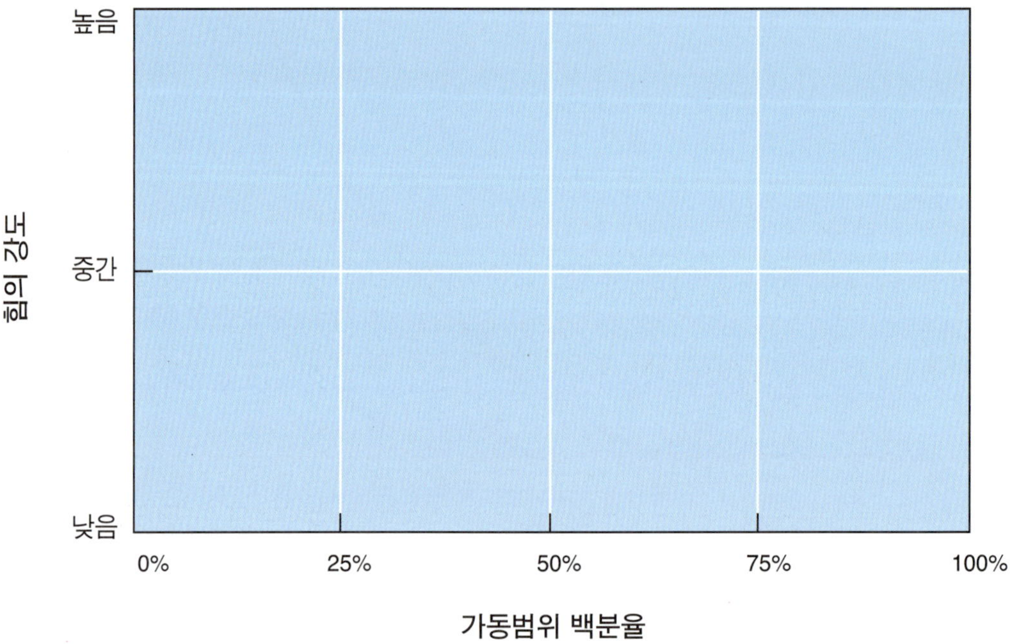

R1: 최초 저항
R2: 최종 저항

P1: 최초 통증
P2: 최종 통증
L : 움직임 제한

출처: Maitland 등, 2001

가동술의 등급(Grades of Mobilization)

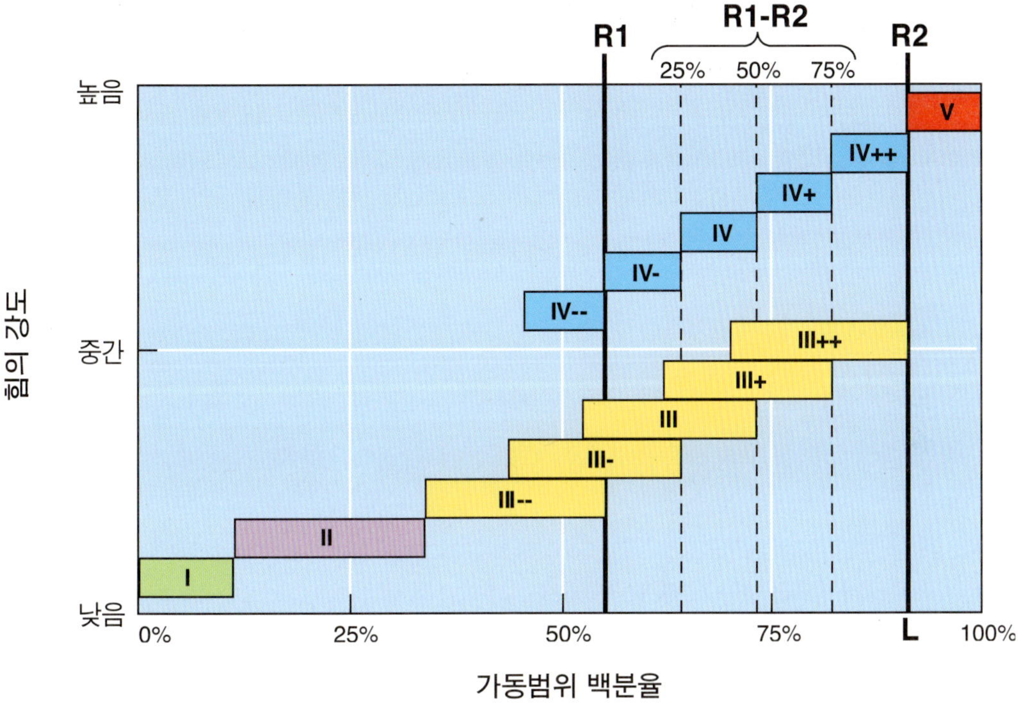

R1: 최초 저항
R2: 최종 저항
L : 움직임 제한

등급 Ⅰ: 작은 진폭, R1 전까지
등급 Ⅱ: 큰 진폭, R1 전까지
등급 Ⅲ--: 큰 진폭, R1 까지
등급 Ⅲ-: 큰 진폭, R1-R2의 25%까지
등급 Ⅲ: 큰 진폭, R1-R2의 50%까지
등급 Ⅲ+: 큰 진폭, R1-R2의 75%까지
등급 Ⅲ++: 큰 진폭, R2 까지

등급 Ⅳ--: 작은 진폭, R1 까지
등급 Ⅳ-: 작은 진폭, R1-R2의 25%까지
등급 Ⅳ: 작은 진폭, R1-R2의 50%까지
등급 Ⅳ+: 작은 진폭, R1-R2의 75%까지
등급 Ⅳ++: 작은 진폭, R2 까지
등급 Ⅴ: 작은 진폭과 빠른 속도, R2를 초과해서

출처: Maitland 등, 2001

가동술 특이성의 단계
(Steps to Mobilization Specificity)

네모상자는 관절가동술의 특이성을 향상하고자 할 때 고려되는 변수들이고, 원은 각 변수를 수행하고자 할 때 고려되는 상황들이다.

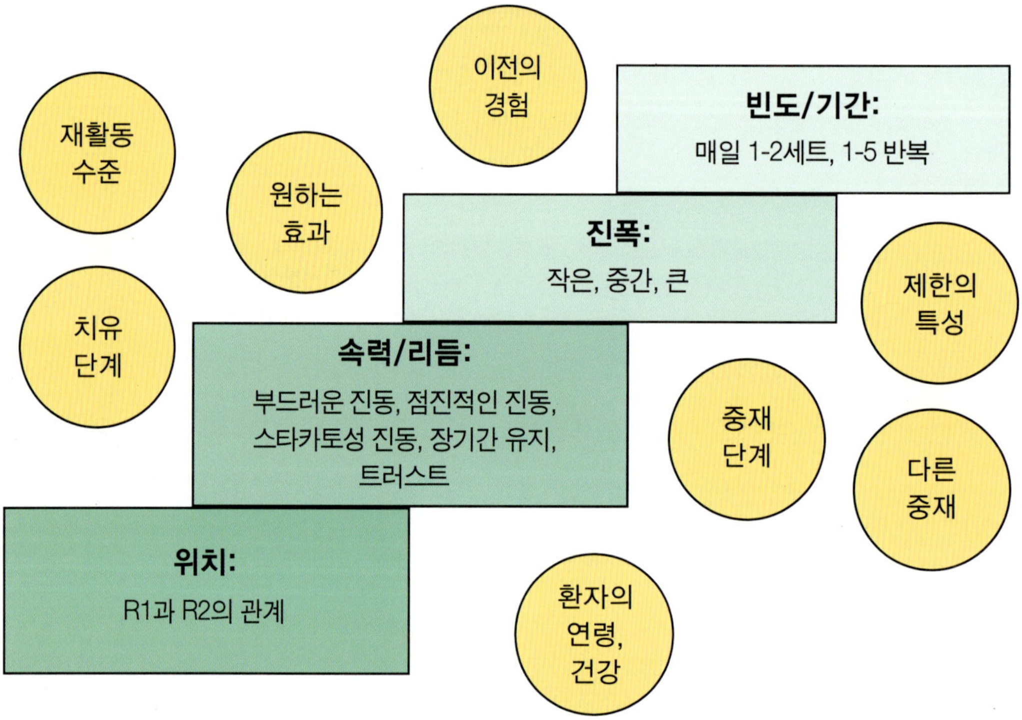

진동의 종류
(Types of Oscillators)

관절가동술에 적용되는 진동들

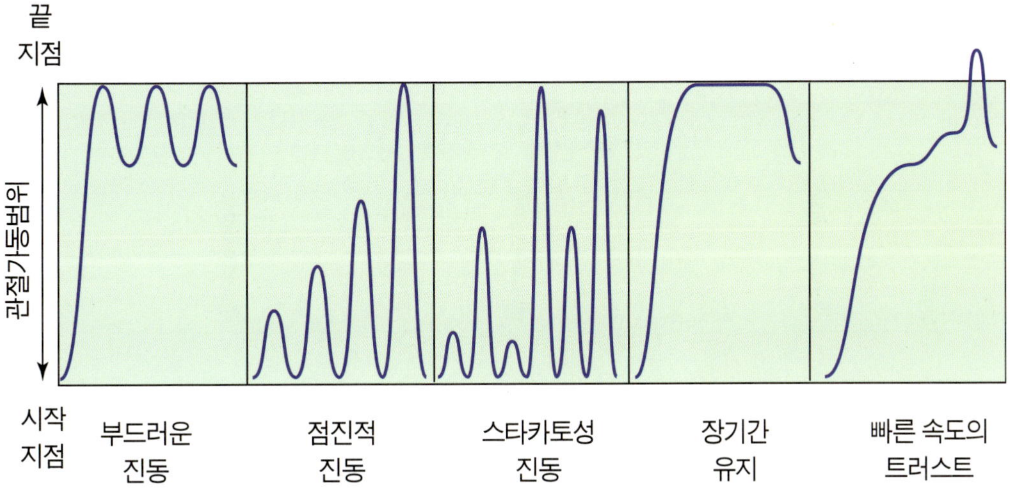

출처: Paris & Loubert, 1990

관절가동기법의 적용
(Application of Joint Mobilization Techniques)

**임상의사결정의 알고리즘은 관절가동기법을 적용할 때,
다음의 적절한 전략을 결정하기 위해
환자의 반응을 이용한다**

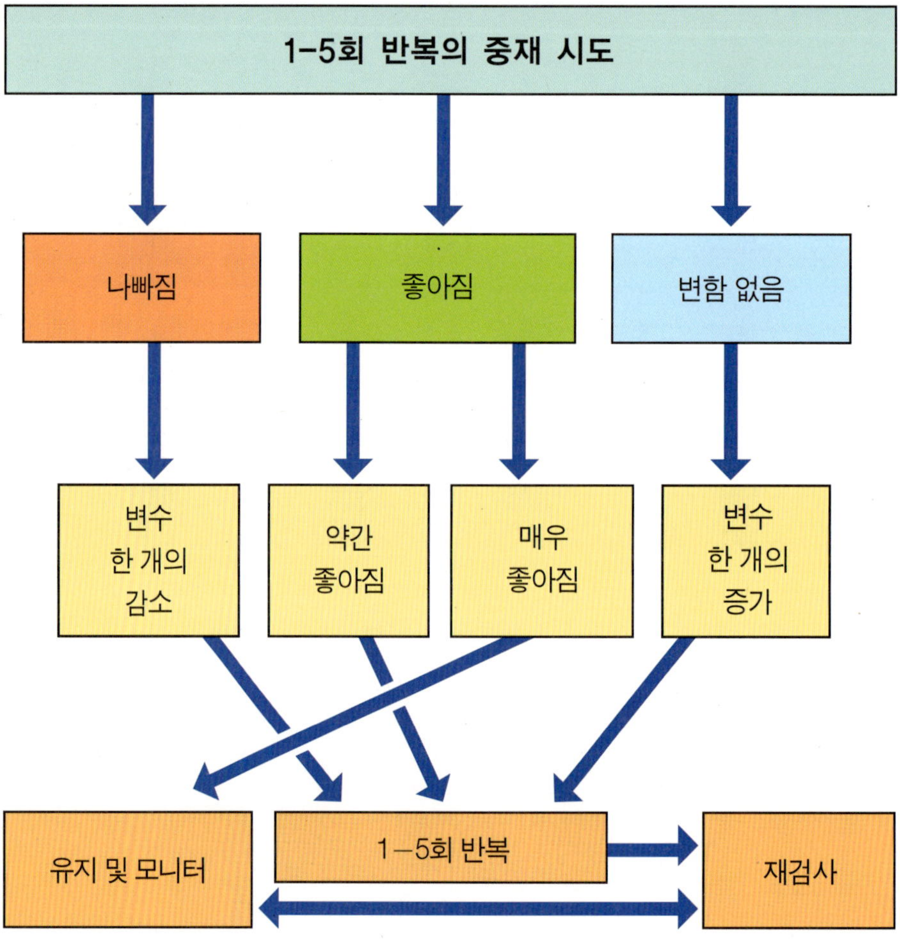

허리뼈 안정에 대한 임상예측확률(CPR)
(Clinical Prediction Rule for Lumbar Spine Stabilization)

3개 이상의 기준이 양성일 때,
안정 기법으로부터 향상될 확률은 33%에서 67%로 증가한다.

- 40세 미만(40세 이상은 똑같은 결과를 얻는데 8주 이상을 필요로 할 것이다.)
- SLR >91°
- 엎드린 불안정 검사 – 양성
- 비정상적인 운동의 존재
- 허리뼈 스프링 검사 시 허리뼈 과가동성 – 양성

Hicks 등, 2005

허리통증 환자의 허리골반에 적용되는 빠른 속도의 트러스트 기법에 대한 CPR
(Clinical Prediction Rule for Lumbopelvic High-Velocity Thrust Mobilization in Patients With Low Back Pain)

4개 또는 5개의 기준이 충족될 때,
성공적인 결과가 44%-45% (검사전 확률)에서 92%-95%(검사후 확률)로 증가한다.

- 공포-회피 반응 설문: 작업에 대한 점수 <19
- 허리통증 기간 <16일
- 증상이 무릎 아래쪽으로 나타나지 않음
- 척추 사이 가동성 검사시 나타나는 허리뼈의 저가동성 분절은 1개 이상
- 엉덩관절의 안쪽돌림은 적어도 35° 이상

Flynn 등, 2002; Childs 등, 2004; Cleland 등, 2006

목통증 환자의 등뼈에 적용되는 빠른 속도의 트러스트 기법에 대한 CPR
(Clinical Prediction Rule for Thoracic Spine High-Velocity Thrust Mobilization in Patients With Neck Pain)

6개 중 3개의 기준이 충족될 때,
성공적인 결과가 54%에서 86%로 증가한다.
그리고 6개 중 4개의 기준이 충족되면,
성공적인 결과가 54%에서 93%로 증가한다.

- 증상 <30일
- 어깨 아래쪽으로 증상이 나타나지 않는다.
- 목을 뒤로 젖힐 때 증상이 증가되지 않는다.
- 공포-회피 반응 설문지(FABQ): 신체활동에 대한 점수 <12
- 위쪽 등뼈(T3-5)의 뒤굽음증이 감소된다.
- 목 폄 <30°

Cleland 등, 2007; Cleland 등, 2005

목통증 환자의 목뼈에 적용되는 빠른 속도의 트러스트 기법에 대한 CPR
(Clinical Prediction Rule for Cervical Spine High-Velocity Thrust Mobilization in Patients With Neck Pain

6개 중 4개의 기준이 충족되면,
즉각적인 양성 반응의 기회가 89%이다.

- 목장애지수점수 <11.5
- 양측성 병변 패턴
- 하루에 5시간 이상 앉은 자세의 작업을 수행할 수 없다.
- 목을 움직일 때 느낌이 좋아진다.
- 목을 뒤로 젖힐 때 느낌이 나빠지지 않는다.
- 척추분리증(신경뿌리병이 없음)

Tseng 등, 2006

허리통증 환자를 위한 공포-회피 반응 설문지(FABQ)
(Fear-Avoidance Beliefs Questionnaire for Patients With Low Back Pain)

지시사항: 신체활동이 당신의 허리통증에 얼마나 영향을 주는지에 대해 0-6까지의 번호를 선택하시오.							
	반응						
진술	완전히 동의하지 않음 0	1	2	확실하지 않음 3	4	5	완전히 동의함 6
1. 나의 통증은 신체활동이 원인이다.	0	1	2	3	4	5	6
2. 신체활동이 통증을 악화시킨다.	0	1	2	3	4	5	6
3. 신체활동이 허리를 못 쓰게 만들 것 같다.	0	1	2	3	4	5	6
4. 나는 통증이 있을 때 신체활동을 하지 않는다.	0	1	2	3	4	5	6
5. 나는 통증 때문에 신체활동을 할 수 없다.	0	1	2	3	4	5	6
지시사항: 정상적인 작업이 당신의 허리통증에 얼마나 영향을 주는지에 대해 0-6까지의 번호를 선택하시오.							
6. 나의 통증은 작업이나 작업 사고가 원인이다.	0	1	2	3	4	5	6
7. 작업이 통증을 악화시킨다.	0	1	2	3	4	5	6
8. 통증에 대한 보상을 요구한다.	0	1	2	3	4	5	6

계속

	반응						
진술	완전히 동의하지 않음 0	1	2	확실하지 않음 3	4	5	완전히 동의함 6
9. 작업이 너무 힘들다.	0	1	2	3	4	5	6
10. 작업이 통증을 악화시키는 것 같다.	0	1	2	3	4	5	6
11. 작업이 허리를 못 쓰게 만들 것 같다.	0	1	2	3	4	5	6
12. 나는 통증이 있을 때 작업을 하지 않는다.	0	1	2	3	4	5	6
13. 나는 통증 때문에 정상 작업을 할 수 없다.	0	1	2	3	4	5	6
14. 통증이 치료될 때까지 정상 작업을 할 수 없다.	0	1	2	3	4	5	6
15. 나는 3개월 이내에 정상 작업을 할 수 없을 것으로 생각한다.	0	1	2	3	4	5	6
16. 나는 영원히 정상 작업을 할 수 없을 것으로 생각한다.	0	1	2	3	4	5	6
척도 #1 = 작업에 대한 두려움-회피반응 = 6, 7, 9, 10, 11, 12 & 15번의 질문을 합한 것.							
척도 #2 = 신체활동에 대한 두려움-회피반응 = 2, 3, 4, 5번의 질문을 합한 것.							
총 점수 = 모든 항목의 점수를 합한 값 점수가 높을 수록, 두려움-회피반응의 정도가 더 크다.							

Waddell, Newton 등, 1993

목 장애 지수

통증 강도(pain intensity)

_________ 나는 어떤 순간에도 통증을 경험하지 않았다.
_________ 나는 어떤 순간에 매우 약한 통증을 경험했다.
_________ 나는 어떤 순간에 중간 정도의 통증을 경험했다.
_________ 나는 어떤 순간에 약간 심한 통증을 경험했다.
_________ 나는 어떤 순간에 매우 심한 통증을 경험했다.
_________ 어떤 순간에 통증이 매우 악화되었다.

작업(work)

_________ 내가 원하는 만큼 작업을 할 수 있다.
_________ 나는 평상시 작업만큼만 할 수 있지만, 그 이상은 할 수 없다.
_________ 나는 평상시 대부분의 작업을 할 수 있지만, 그 이상을 할 수 없다.
_________ 나는 평상시 작업을 할 수 없다.
_________ 나는 전혀 평상 시 작업을 할 수 없다.
_________ 나는 어떤 작업도 할 수 없다.

개인관리(씻기, 옷입기 등) (personal care)

_________ 나는 통증없이 정상적으로 개인관리를 할 수 있다.
_________ 나는 정상적인 개인관리를 할 수 있지만, 통증 발생한다.
_________ 나는 통증 때문에 개인관리를 느리게 그리고 조심스럽게 수행한다.
_________ 어느 정도 도움이 필요하지만, 나는 대부분의 개인 관리를 수행한다.
_________ 나는 매일 대부분의 개인관리에서 도움을 필요로 한다.
_________ 나는 옷입기와 씻기를 할 수 없고, 침대에만 누워 있다.

집중(concentration)

_________ 나는 어떤 어려움없이 완벽하게 집중할 수 있다.
_________ 나는 약간의 어려움은 있지만, 완벽하게 집중할 수 있다.
_________ 나는 집중하는데 약간의 어려움을 겪는다.
_________ 나는 집중하는데 중간 정도의 어려움을 겪는다.
_________ 나는 집중하는데 매우 큰 어려움을 겪는다.
_________ 나는 전혀 집중할 수 없다.

목 장애 지수
들기 활동(lifting)
________ 통증없이 무거운 물건을 들 수 있다.
________ 무거운 물건을 들 수 있지만, 약간의 통증이 발생한다.
________ 통증 때문에 지면에 놓인 무거운 물건을 들 수 없지만, 테이블 위에 놓인 물건은 들 수 있다.
________ 통증 때문에 무거운 물건을 들 수 없지만, 물건이 편리하게 놓여 있을 때는 그 물건을 들 수 있다.
________ 나는 가벼운 물건만 들 수 있다.
________ 나는 물건을 전혀 들거나 운반할 수 없다.
운전(driving)
________ 나는 목의 통증이 없고, 운전을 할 수 있다.
________ 나는 약간의 목통증이 있지만, 오랫동안 운전을 할 수 있다.
________ 나는 중간 정도의 목통증이 있지만, 오랫동안 운전을 할 수 있다.
________ 나는 중간 정도의 목통증 때문에, 오랫동안 운전을 할 수 없다.
________ 나는 심한 목의 통증 때문에 운전하기가 어렵다.
________ 나는 전혀 운전할 수 없다.
독서(reading)
________ 나는 목의 통증없이 내가 원하는 만큼 책을 읽을 수 있다.
________ 나는 약간의 목통증이 있지만, 내가 원하는 만큼 책을 읽을 수 있다.
________ 나는 중간 정도의 목통증이 있지만, 내가 원하는 만큼 책을 읽을 수 있다.
________ 나는 중간 정도의 목통증 때문에, 내가 원하는 만큼 책을 읽을 수 없다.
________ 나는 심한 목의 통증 때문에 책을 읽기가 어렵다.
________ 나는 전혀 책을 읽을 수 없다.
여가활동(recreation)
________ 나는 목의 통증이 없고, 여가활동을 할 수 있다.
________ 나는 약간의 목통증이 있지만, 평상 시의 여가활동을 할 수 있다.
________ 나는 목통증이 있지만, 어느 정도의 여가활동을 할 수 없다.
________ 나는 목통증 때문에, 여가활동을 조금밖에 할 수 없다.
________ 나는 목통증 때문에, 여가활동을 하기가 어렵다.
________ 나는 전혀 여가활동을 할 수 없다.

목 장애 지수
두통(headache) ________ 나는 전혀 두통이 없다. ________ 나는 드물게 약간의 두통을 경험하고 있다. ________ 나는 드물게 중간 정도의 두통을 경험하고 있다. ________ 나는 흔하게 중간 정도의 두통을 경험하고 있다. ________ 나는 드물게 심한 두통을 경험하고 있다. ________ 나는 거의 항상 심한 두통을 경험하고 있다.
수면(sleeping) ________ 나는 수면 문제를 전혀 가지고 있지 않다. ________ 나는 매우 약간의 수면 방해를 받는다. (<1시간의 수면 소실) ________ 나는 약간의 수면 방해를 받는다. (<1-2시간의 수면 소실) ________ 나는 중간정도의 수면 방해를 받는다. (<2-3시간의 수면 소실) ________ 나는 수면 방해를 크게 받고 있다. (<3-5시간의 수면 소실) ________ 나는 매우 심하게 수면방해를 받고 있다. (<5-7시간의 수면소실)
점수(score): 각 항목에서 위쪽 항목의 점수가 가장 낮고, 아래쪽 항목의 점수가 가장 높다: 맨 위쪽 항목은 "0"점이고, 가장 아래쪽 항목은 "5"점이다. 모든 세부 단락의 점수를 합쳐 누적 점수를 구한다. 점수가 높을수록, 장애가 큰 것이다.

Vernon & Minor, 1991

척추를 위한 4단계 사전 가동술 스크린 검사 (The 4-tier Premobilization screening Process for the spine)

1단계: 병력 면담

- 금기증 재조명
- 류마티스성 관절염, Down 증후군, Ehlers-Danlos, Marfan 증후군, 홍반 루퍼스, 강직성 척추염, 확산성 뼈과당증(DISH), 척추관절병리, 악성종양(50세 이상, 원인을 알 수 없는 체중감소, 이전 병력), 뼈밀도 관련(뼈엉성증, 스테로이드제 복용, 만성 콩팥기능상실, 폐경기 여성)
- 임신이나 분만 직후, 경구용 피임약이나 항혈액응고제 치료
- 최근의 외상, 신경뿌리병*(무릎 아래쪽까지)*, 말총증후군*(+B/B 징후)*
- 정적 자세를 취할 수 없는 경우
- 움직임이 일어날 때의 급성 통증
- 목을 폄할 때, 현기증, 메스꺼움, 복시, 귀울림, 어눌한 말씨 및 안구진탕증이 일어나는 경우

2단계: 의학적 검사와 진단영상

- 임상병리실의 수치는 전신성 질병을 의미한다.*(1단계 참조.)*
- 방사선 판독:
    - ***입을 벌리고 찍은 사진:*** 치아돌기와 C1-C2를 볼 수 있다.
    - ***측면 사진과 측면 스트레스 사진:*** 평행선과 고리치아 경계면(>3mm)을 볼 수 있다.
    - ***사선 사진:*** 관절사이 부위의 결손을 볼 수 있다.
- 미세한 병리를 확인할 수 있는 MRI, CT 스캔, 섬광조영술
- 척추바닥동맥증후군을 감지하는 도플러 초음파

3단계: 분절안정성을 위한 임상 스크린 절차

- Sharp-Purser 검사
- Aspinal의 검사
- 가로인대 스트레스 검사
- 날개인대 스트레스 검사
- 엎드린 자세의 허리뼈 분절 안정성 검사
- 허리뼈분절 앞쪽의 안정성 검사
- 허리뼈분절 뒤쪽의 안정성 검사
- 허리뼈분절의 비틀림 안정성 검사
- 엎드린 자세 무릎 굽힘 검사
- 축성 압박 검사
- 수동 척추사이 가동성 검사(>등급 5)
- 가동술 사전 자세취하기
- 나쁜 움직임의 질을 알 수 있는 AROM 평가
- 단계를 알 수 있는 촉진법

4단계: 척추바닥동맥허혈(VBI)을 위한 임상 스크린 절차 – *목뼈에서만*

- 척추동맥검사
- 목 비틀기 검사(앉은 자세에서 목을 고정하고 몸통 비틀기)

임상 스크린 절차(Clinical Screening Procedures)

척추동맥검사

- **환자**: 머리를 지지하지 않고 누운 자세를 취한다.
- **임상가**: 테이블의 머리쪽에 앉아서 뒤통수뼈를 지지한다.
- **절차**: 목을 폄, 옆굽힘, 동측 돌림 순으로 실시한 후, 15초 그 자세를 유지한다. 이때 임상가는 환자를 모니터링하고 이야기를 나눈다. 15초 동안 휴식을 취하고, 다시 반대쪽으로 위의 동작을 실시한다.
- **해석**: 다음과 같은 증상이 있으면 양성 반응이다: 어지러움, 메스꺼움, 복시, 귀울림, 어눌한 말씨, 느린 반응, 안구진탕, 동공 확대 등.
- **통계**: 민감도 = 0%; 특이도 = 67%–90%

Sharp-Purser 검사

- **환자**: 앉은 자세에서 머리를 앞으로 숙인다.
- **임상가**: 환자의 이마 위에 한 손을 대고, 다른 손의 엄지는 C2의 가시돌기에 댄다.
- **절차**: 환자가 머리를 굽힐 때, 임상가는 이마 위의 손을 뒤쪽으로 민다.
- **해석**: 머리가 뒤쪽으로 활주되어 중쇠뼈에 대한 고리뼈의 아탈구가 감소되거나 끝느낌이 팽팽하지 않으면(not firm), 양성 반응이다.

Aspinall의 검사

- **환자**: 누운 자세를 취한다.
- **임상가**: 굽힘된 뒤통수뼈를 고리뼈에 대해 고정한다.
- **절차**: 앞쪽 방향의 힘을 고리뼈에 적용한다.
- **해석**: 끝느낌이 부드럽거나 식도 압박과 척수압박의 징후나 증상을 호소하면, 양성반응이다.

가로인대 스트레스 검사

- **환자**: 누운 자세를 취한다.
- **임상가**: 고리뼈 위에 놓인 손가락으로 뒤통수뼈를 지지한다.
- **절차**: 굽힘이나 폄을 일으키지 않고 뒤통수뼈와 고리뼈를 함께 앞쪽으로 이동시킨다. 그리고 15초간 그 자세를 유지한다.
- **해석**: 끝느낌이 부드럽거나, 근경련, 메스꺼움, 현기증, 감각이상, 안구진탕증, 식도 압박 등이 일어나면, 가로인대가 손상된 것이다.

날개인대 스트레스 검사

- **환자**: 누운 자세를 취한다.
- **임상가**: 양손으로 뒤통수뼈를 지지한다. 이때 양손의 집게손가락으로 중쇠뼈의 가시돌기를 촉진한다.
- **절차**: 뒤통수뼈를 좌우로 약간씩 움직여 본다.
- **해석**: 중쇠뼈 가시돌기의 움직임이 지연되면, 양성반응이다. 이것은 날개인대의 손상을 의미한다.

엎드린 자세의 허리뼈 분절 안정성 검사

- **환자**: 몸통을 테이블 위에 대고 엎드린 자세를 취한다. 이때 양발은 지면에 붙인다.
- **임상가**: 선 자세를 취하고, 의심이 가는 분절 위에 손을 접촉시킨다.
- **절차**: 환자는 양발을 이용해 부드러운 뒤-앞 방향의 힘을 적용한다. 그런 다음, 양발을 지면으로부터 들어 올린 후 뒤-앞 방향의 힘을 다시 적용한다.
- **해석**: 양발이 지면에 붙어 있지 않을 때, 부드러운 끝느낌과 안정 자세에서 증상의 감소가 나타나면, 양성 반응이다.

허리뼈분절 앞쪽의 안정성 검사

- **환자**: 엉덩관절과 무릎관절을 90° 굽힘하고 옆으로 누운 자세를 취한다.
- **임상가**: 선 자세에서 환자의 무릎을 고정하고, 검사하고자 하는 분절에 손을 배치한다.
- **절차**: 임상가는 손으로 고정하는 동안, 넙다리뼈로 부드러운 뒤쪽방향의 힘을 적용한다.
- **해석**: 아래쪽 척추뼈에 대해 위쪽 척추뼈가 앞쪽으로 움직이는 느낌이 들면, 양성 반응이다.

허리뼈 분절 뒤쪽의 안정성 검사

- **환자**: 팔짱을 끼고 앉은 자세를 취한다.
- **임상가**: 선 자세에서 자신의 가슴에 환자의 팔꿉관절을 접촉시킨다. 이때 임상가의 양손은 치료하고자 하는 허리뼈 분절 위에 놓는다.
- **절차**: 임상가가 양손으로 허리뼈를 고정할 때, 환자는 자신의 아래팔로 임상가를 밀어낸다.
- **해석**: 아래쪽 척추뼈에 대해 위쪽 척추뼈가 뒤쪽으로 움직이는 느낌이 들면, 양성 반응이다.

허리뼈 분절의 비틀림 안정성 검사

- **환자**: 엎드린 자세를 취한다.
- **임상가**: 선 자세를 취하고, 한손으로 반대측 엉덩뼈 앞쪽을 잡고, 다른 손으로 검사하고자 하는 분절 위를 고정한다.
- **절차**: 임상가는 고정된 허리뼈 분절에 대한 골반의 돌림을 일으키기 위해 엉덩뼈를 위쪽으로 당긴다.

■ **해석**: 증상이 다시 발생하거나 분절 가동성이 증가하면 양성 반응이다.

엎드린 자세 무릎 굽힘 검사

■ **환자**: 엎드린 자세를 취한다.

■ **임상가**: 한 손으로 환자의 다리를 잡고 있는 동안, 다른 손을 검사하고자 하는 분절 위에 배치한다.

■ **절차**: 임상가는 무릎을 수동적으로 굽힘하면서, 뒤-앞 방향의 힘을 척추 분절 위에 적용한다.

■ **해석**: 증상이 다시 발생하고 분절 가동성이 증가하면, 양성 반응이다.

■ **통계**: 민감도 = 84%

축성 압박 검사

■ **환자**: 선 자세를 취한다.

■ **임상가**: 양손을 환자의 양쪽 어깨 위에 배치한다.

■ **절차**: 동일한 양손의 압박힘을 다리쪽으로 적용한다.

■ **해석**: 증상이 재발하면서 분절 가동성이 증가하고, 끝느낌이 부드럽고, 척주주위근육의 활성이 증가하면, 양성 반응이다.

■ **통계**: 민감도=30%-92%; 특이도=74%-100%

허리뼈 수동 척추사이가동성 검사(PIVM)

■ **환자**: 옆으로 누운 자세나 엎드린 자세를 취한다.

■ **임상가**: 선 자세에서 허리뼈의 움직임을 일으키기 위해서 한 손을 배치하고, 다른 손으로 분절 가동성을 촉진한다.

■ **절차**: 다리를 통해 움직임을 일으키는 동안, 손가락으로 척추사이 가동성을 촉진한다.

a. 앞굽힘

b. 옆굽힘

c. 돌림

■ **해석**: 운동 그래프에 기록된 저항, 통증, 운동 제한 및 증상 재발

허리뼈 수동 종속 척추사이 가동성 검사(PAIVM)

- **환자:** 엎드린 자세를 취한다.
- **임상가:** 선 자세에서 가시돌기나 가로돌기 위에 엄지와 엄지를 겹쳐 배치한다.
- **절차:** 양쪽 엄지를 통해 허리뼈의 가운데에서 힘을 뒤-앞 방향으로 적용하고, 또 편측으로 힘을 뒤-앞 방향으로 적용한다.
- **해석:** 운동 그래프에 기록된 저항, 통증, 운동 제한 및 증상 재발

목뼈 수동 척추사이가동성 검사(PIVM)

- **환자:** 누운 자세를 취한다.
- **임상가:** 선 자세에서 한 손으로 뒤통수뼈의 지지와 목뼈의 움직임을 일으키고, 다른 손으로 분절 가동성을 촉진한다.
- **절차:** 움직임을 일으키는 동안, 손가락으로 척추사이 가동성을 촉진한다.
  a. 앞굽힘
  b. 옆굽힘
  c. 돌림
- **해석:** 운동 그래프에 기록된 저항, 통증, 운동 제한 및 증상 재발

목뼈 수동 종속 척추사이 가동성 검사(PAIVM)

- **환자:** 엎드린 자세를 취한다.
- **임상가:** 선 자세에서 가시돌기나 가로돌기 위에 엄지와 엄지를 겹쳐 배치한다.
- **절차:** 양쪽 엄지를 통해 목뼈의 가운데에서 힘을 뒤-앞 방향으로 적용하고, 또 편측으로 힘을 뒤-앞 방향으로 적용한다.
- **해석:** 운동 그래프에 기록된 저항, 통증, 운동 제한 및 증상 재발

Cote 등, 1996

Porche, Fankhauser, deTribolet, 1994

Tong, 2002; Viikari-Juntura, 1989; Wainner 등, 2003; Shah, Rajshekhar, 2004

관절가동술 수행 시의 일반적인 권장사항 (General recommendations for Performance of Joint mobilization)

- 특정 치료기법으로 좋은 결과를 얻을 수 있는 환자의 선택은 치료 기법 자체보다 더 중요하다.
- 제한이 가장 큰 영역이나 방향부터 시작한다.
- 중재 직후 24시간 이상 증상을 모니터하고, 내성에 대한 다음 중재 방법을 모니터한다.
- 중재로 인해 실질적인 가동성의 향상이 있다고 해서, 지나치게 치료의 욕심을 부려서는 안 된다. 다음 치료 방문 때까지 기다린다.
- 첫 번째 기법의 효과가 결정된 다음에, 2차적인 기법이나 중재를 덧붙인다.
- 바람직한 효과를 얻을 수 있도록 가능하면 적은 힘을 이용한다.
- 공격성을 결정하기 위해 통증과 저항 사이의 관계를 이용한다.
- 환자에게 자기 관리에 대한 책임을 지도록 한다. 능동 중재인 ASAP부터 시작한다.
- 도수치료의 중독성에 빠져서는 안 된다. 과도한 도수치료를 적용해서는 안 된다.
- 각 기법의 효과를 평가하는 최상의 방법은 각 치료 회기 동안 지속적으로 재검사하는 것이다. 그 다음, 검사/중재/재검사의 과정을 거친다.
- 편견을 가지고 검사에 임해서는 안 된다. 여러분의 평가와 관리 계획을 환자에게 알려 주어야 한다.
- 각 기법을 중단하기 전에, 적어도 두 번 이상 그 기법을 수행한다.
- 검사를 전반적으로 수행할 필요는 없고, 또 첫날부터 중재를 적용할 필요도 없다. 여러분은 환자에게 충분한 교육이나 조언만 제공해도 된다. 첫날 중재에 대한 환자의 반응은 검사의 결과에 의해 좌절될 수 있다.
- 인접한 구조물에 대한 효과를 줄이기 위해서는, 특이성을 이용한다. 가능하면 잠김 기법(locking techniques)을 이용한다.
- 중재에 대한 가이드로서, 그리고 선택된 중재의 효율성을 입증하는 종속 변수로서, 검사소견의 임상적 적절성을 입증하기 위해 움직임에 대한 환자의 증상적 반응을 이용한다.

Maitland Australian Physiotherapy Seminars, 1985–2005

제 1 장

어깨관절(Shoulder)

어깨의 해부학(Anatomy of the Shoulder)

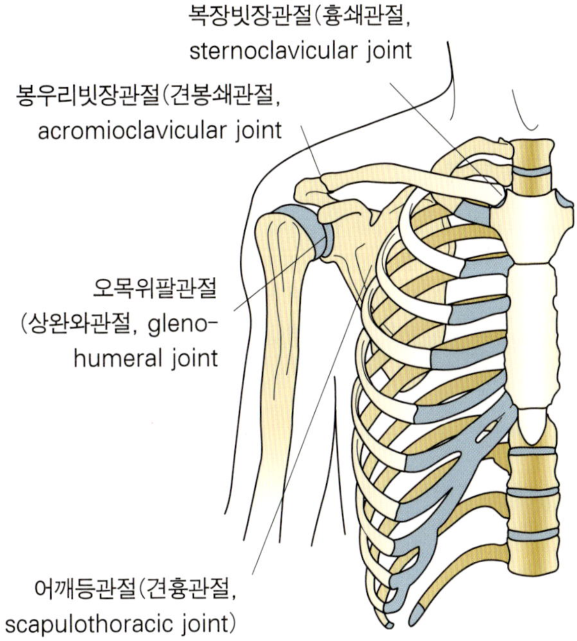

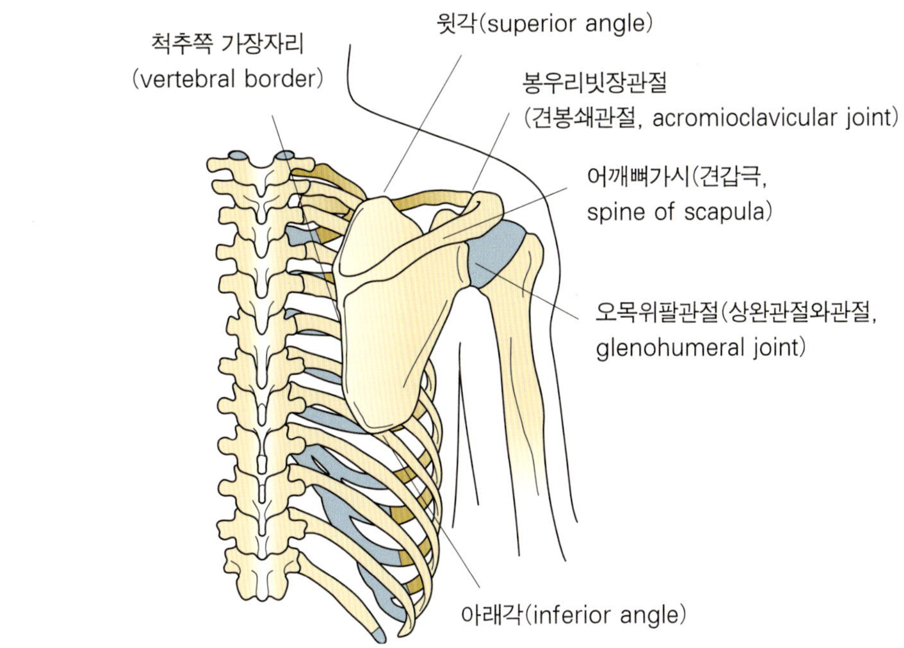

어깨의 생리적 운동(뼈운동형상학적 운동)
(Physiologic (Osteokinematic) Motions of the Shoulder)

관절	정상 ROM	열림 위치	잠김 위치	정상 끝느낌	비정상 끝느낌
어깨등관절 (scapulo-thoracic)	올림= 4–6 ㎝ 내림= 1–2 ㎝ 벌림(내밈)= 7–10 ㎝ 모음(뒷당김)= 4–5 ㎝ 위쪽돌림= 60° 아래쪽돌림= 20°	굽힘= 30°–60° 가로벌림= 30°–60°	최대의 벌림과 가쪽 돌림	*굽힘*= 탄성, 팽팽함-뼈 접촉 *벌림*= 탄성 *스캡션 (scaption)*= 탄성 *안쪽/가쪽돌림*= 탄성/팽팽함 *가로모음*= 연부조직 *폄*= 팽팽함 *가로벌림*= 팽팽함/탄성	텅빈느낌= 봉우리밑 점액낭염 딱딱한 관절 주머니= 동결견 관절주머니 패턴= ER > 벌림 > IR
복장빗장 관절 (sterno-clavicular)	올림= 45° 내림= 5° 내밈= 15°–20° 뒷당김= 15°–20° 위쪽돌림= 25°–55° 아래쪽돌림= < 10°				
봉우리빗장 관절 (acromio-clavicular)	총 IR/ER= 30° 총 앞/뒤 경사= 30°–40° 위쪽돌림= 30° 아래쪽돌림= 17°				
오목위팔 관절 (glenohu-meral)	올림(굽힘, 벌림)= 180° 폄= 60° 총 IR/ER=180° 어깨위팔리듬 = 2 : 1=120° : 60°				

어깨의 종속운동(관절형상학적 운동)
(Accessory (Arthrokinematic) Motions of the Shoulder)

관절학		관절운동형상학	
어깨등관절	**볼록면:** 가슴우리(thorax) **오목면:** 어깨뼈(scapula)	*올림을 촉진하기 위해:* 가슴우리에 대해 어깨뼈를 위쪽으로 활주한다. *내밈을 촉진하기 위해:* 가슴우리에 대해 어깨뼈를 가쪽으로 활주한다. *위쪽돌림을 촉진하기 위해:* 가슴우리에 대해 어깨뼈의 아래각을 위쪽과 가쪽으로 활주한다.	*내림을 촉진하기 위해:* 가슴우리에 대해 어깨뼈를 아래쪽으로 활주한다. *뒷당김을 촉진하기 위해:* 가슴우리에 대해 어깨뼈를 안쪽으로 활주한다. *아래쪽돌림을 촉진하기 위해:* 가슴우리에 대해 어깨뼈의 아래각을 아래쪽과 안쪽으로 활주한다.
복장빗장관절	**볼록면:** 빗장뼈머리(clavicular head) **오목면:** 원반(disc)과 복장뼈(manubrium)	*올림을 촉진하기 위해:* 원반과 복장뼈에 대해 빗장뼈 가쪽 부분을 위쪽으로 구름하고, 빗장뼈 안쪽 부분을 아래쪽으로 구름한다.	*내림을 촉진하기 위해:* 원반과 복장뼈에 대해 빗장뼈 가쪽 부분을 아래쪽으로 구름하고, 빗장뼈 안쪽 부분을 위쪽으로 구름한다.
	오목면: 빗장뼈(clavicle)와 원반(disc) **볼록면:** 복장뼈(manubrium)	*뒷당김을 촉진하기 위해:* 복장뼈에 대해 빗장뼈 안쪽 부분과 원반을 구름하고 뒤쪽 활주한다.	*내밈을 촉진하기 위해:* 복장뼈에 대해 빗장뼈 안쪽 부분과 원반을 구름하고 앞쪽 활주한다.
봉우리빗장관절	**볼록면:** 빗장뼈(clavicle) **오목면:** 봉우리(acromion)	*위쪽돌림을 촉진하기 위해:* 빗장뼈에 대해 어깨뼈(봉우리돌기)를 위쪽과 가쪽으로 활주한다.	*아래쪽돌림을 촉진하기 위해:* 빗장뼈에 대해 어깨뼈(봉우리돌기)를 아래쪽과 안쪽으로 활주한다.

계속

	관절학	관절운동형상학	
오목위팔관절	**오목면:** 관절오목(glenoid fossa) **볼록면:** 위팔뼈머리(humeral head)	*굽힘을 촉진하기 위해:* 위팔뼈머리를 위쪽으로 구르고, 아래쪽과 앞쪽으로 활주한다. *안쪽돌림을 촉진하기 위해:* 위팔뼈머리를 뒤쪽으로 구르고, 앞쪽으로 활주한다.	*벌림을 촉진하기 위해:* 위팔뼈머리를 위쪽으로 구르고, 아래쪽과 뒤쪽으로 활주한다. *가쪽돌림을 촉진하기 위해:* 위팔뼈머리를 앞쪽으로 구르고, 뒤쪽으로 활주한다.

어깨등관절의 가동기법 (scapulothoracic Mobilization Techniques)

어깨등관절(S/T)의 견인과 활주 기법

적응증:

- 가슴벽에 대한 어깨뼈의 가동성이 감소하거나 통증이 있는 경우
- 내밈, 올림, 가로벌림을 위한 가쪽 활주
- 뒷당김, 가로모음을 위한 안쪽 활주
- 올림을 위한 위쪽돌림
- 중립위로 돌아가기 위한 아래쪽 돌림
- 올림을 위한 위쪽 활주
- 내림을 위한 아래쪽 활주
- 압박을 일으키는 다른 기법을 이용할 수 있다.

환자:

- 누운 자세에서 팔을 옆에 붙이고, 어깨뼈를 중립위로 하거나, 제한 지점으로 팔을 배치한다.

임상가:

- 환자를 바로본다.
- 손갈퀴로 어깨뼈 아래각을 잡기 위해 환자의 팔 밑으로 발쪽의 손을 넣는다.
- 머리쪽 손의 갈퀴로 어깨뼈 위각을 잡는다.
- 가동기법이 잘 이루어질 수 있도록 임상가의 가슴/배를 환자의 어깨에 붙인다.

종속운동기법:

- 모든 접촉을 유지한다.
- 가슴벽(흉벽)으로부터 어깨뼈를 들어 올리기 위해 어깨뼈의 앞면에 접촉된 손으로 견인을 적용한다.
- 가쪽/안쪽, 위쪽돌림/아래쪽돌림, 혹은 위쪽/아래쪽으로 어깨뼈를 가동시키기 위해서 양손을 함께 움직인다.

생리적 운동이 동반된 종속운동 기법 :

- 환자는 앉은 자세를 취한다.
- 임상가는 동측이나 반대측에 선다.
- 환자는 제한이 가장 큰 쪽으로 능동운동을 한다.
- 능동운동을 하는 동안, 임상가는 가슴우리에 대해 어깨뼈를 제한된 쪽으로 가동시킨다.
- 빗장의 중간 부분과 어깨뼈의 안쪽-아래쪽에 손을 대고, 어깨와 등을 압박한다.

어깨/등(S/T)의
안쪽 활주와 가쪽 활주

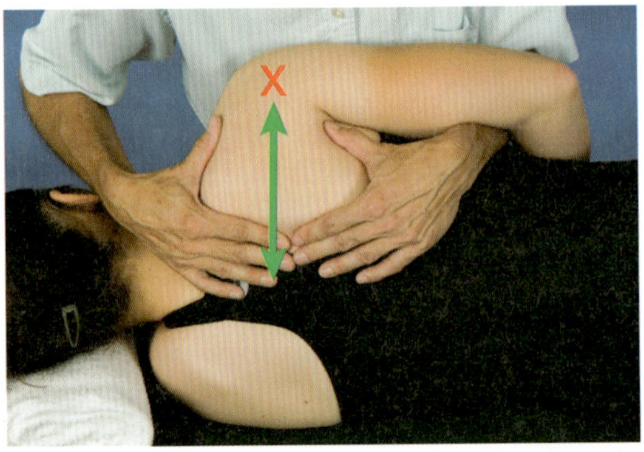

어깨/등(ST)의
위쪽 돌림과 아래쪽 돌림

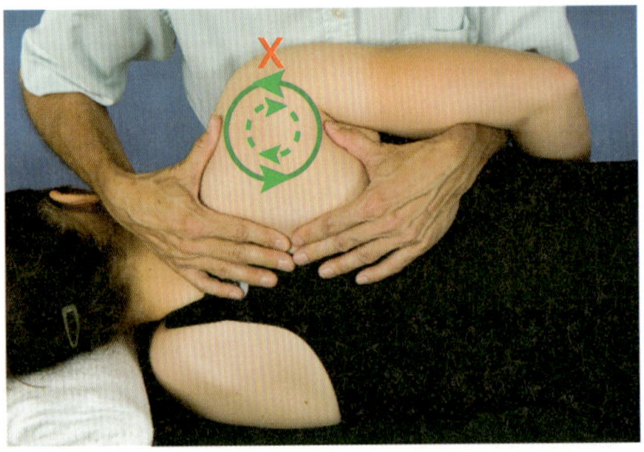

어깨/등(S/T)의
위쪽 활주/아래쪽 활주

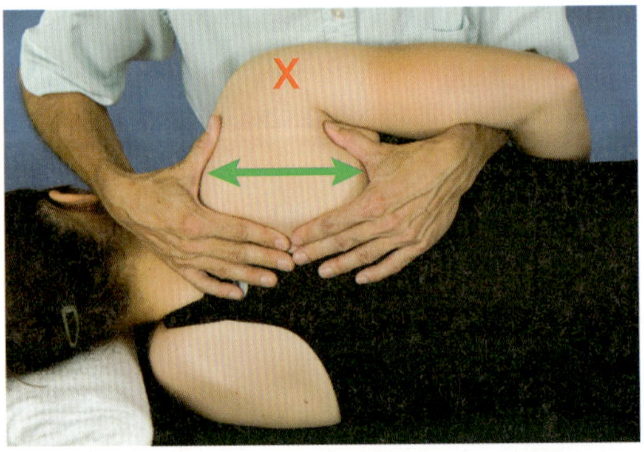

생리적 운동을 동반한
어깨/등(S/T)의 압박

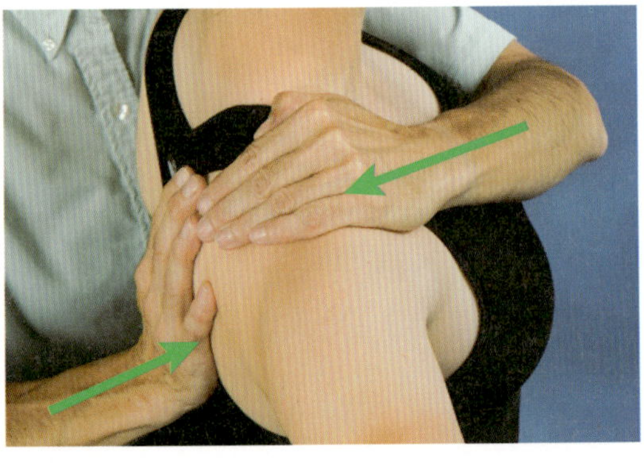

복장빗장관절의 가동기법
(Sternoclavicular Mobilization Techniques)

복장빗장관절(S/C)의 활주 기법

적응증:

- 가슴벽에 대한 어깨뼈의 가동성이 감소하거나 통증이 있는 경우
- 가로벌림을 위한 뒤쪽 활주
- 올림을 위한 아래쪽 활주
- 중립위로 되돌아가기 위한 위쪽 활주
- 압박을 하는 다른 기법을 이용할 수 있다.

환자:

- 팔을 중립위로 하고 누운 자세를 취한다. 이때 손은 배 위에 올려놓는다. 뒤쪽 활주를 위해 가로벌림을 하거나, 아래쪽 활주를 하는 동안 제한지점까지 팔을 올림한다.

임상가:

- 환자의 옆쪽에 선 자세를 취한다.
- 가동되는 방향으로 아래팔을 배치한다.
- *가동손:* 엄지를 겹쳐 놓거나, 엄지 위에 새끼두덩을 올려놓는다.
  - 뒤쪽 활주: 몸쪽 빗장뼈의 앞면에 엄지를 접촉한다.
  - 아래쪽 활주: 몸쪽 빗장뼈의 위면에 엄지를 접촉한다.
  - 위쪽 활주: 몸쪽 빗장뼈의 아래면에 엄지를 접촉한다.

종속운동기법:

- 빗장뼈머리 위에 직접 엄지를 대고, 그 엄지 위에 다른 손의 엄지나 새끼두덩을 올려 놓은 후, 뒤쪽, 아래쪽, 위쪽 방향으로 힘을 적용한다.

생리적 운동이 동반된 종속운동 기법:

- 환자는 앉은 자세를 취하고, 임상가는 반대쪽에 선 자세를 취한다.
- 환자는 제한이 가장 큰 쪽으로 능동운동을 한다.
- 능동운동을 하는 동안, 임상가는 복장빗장관절을 제한된 쪽으로 가동시킨다.
- 빗장뼈와 어깨뼈를 압박하는 다른 기법을 이용할 수 있다.

복장빗장관절(S/C)의
뒤쪽 활주

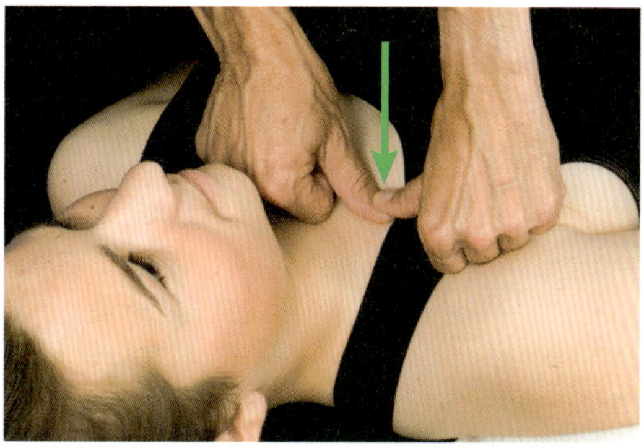

복장빗장관절(S/C)의
아래쪽 활주

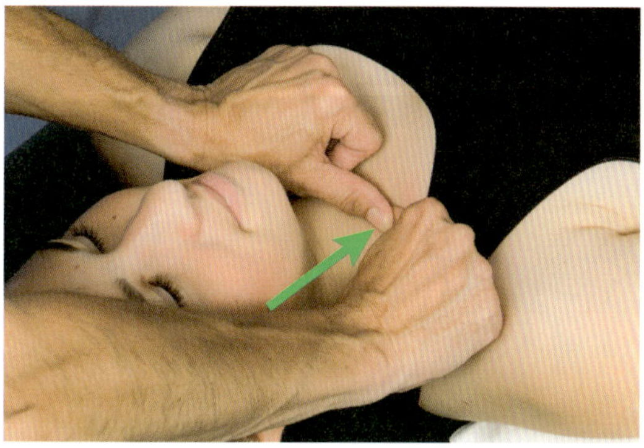

복장빗장관절(S/C)의
위쪽 활주

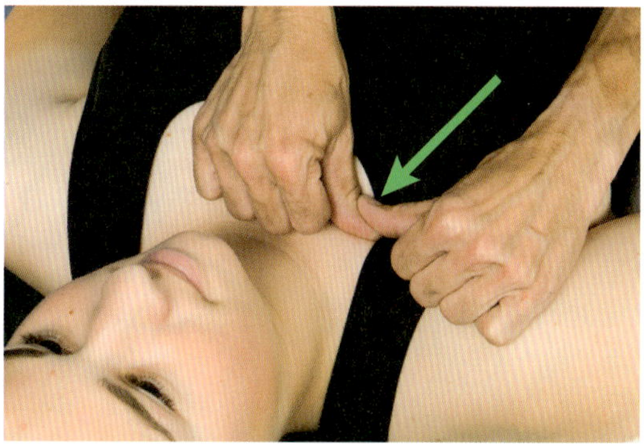

생리적 운동을 동반한
복장빗장관절(S/C)의
아래쪽 활주

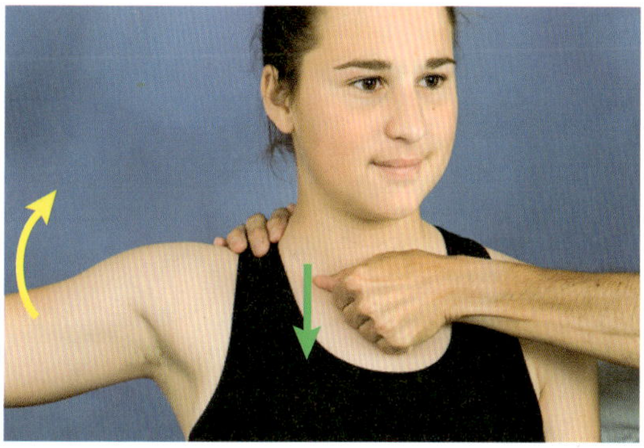

오목위팔관절의 가동 기법
(Glenohumeral Mobilization Techniques)

오목위팔관절(G/H)의 견인 기법

적응증:

- 모든 방향의 운동을 향상시키기 위해

환자:

- 누운 자세에서 팔을 중립위로 하거나 제한 지점으로 팔을 배치한다.

임상가:

- 동측에 앉거나 선 자세로 환자의 얼굴을 바라본다.
- *고정손:* 위팔뼈 먼쪽 부분의 가쪽을 잡는다.
- *가동손:* 환자의 겨드랑이에 놓인 타월을 잡는다.
- 가동 스트랩을 위팔뼈 몸쪽에 적용한 후, 임상가의 엉덩이를 감는다.

종속운동기법:

- 고정손이 위팔뼈 먼쪽에서 반대힘을 적용하는 동안, 짧은 지레팔을 만들기 위해 가동손이나 스트랩을 이용해 가쪽으로 힘을 적용한다.

생리적 운동이 동반된 종속운동 기법:

- 환자는 누운 자세를 취하고, 임상가는 동측에 선 자세를 취한다.
- 환자는 제한이 가장 큰 쪽으로 능동운동을 한다.
- 능동운동을 하는 동안, 임상가는 견인을 적용한다.
- 임상가는 움직이는 폭 만큼 그 팔을 따라갈 준비를 해야 한다.

오목위팔관절(G/H)의
견인

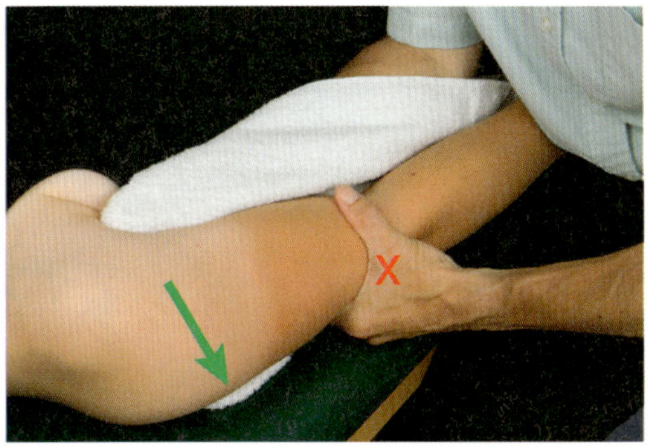

생리적 운동을 동반한
오목위팔관절(G/H)의
견인

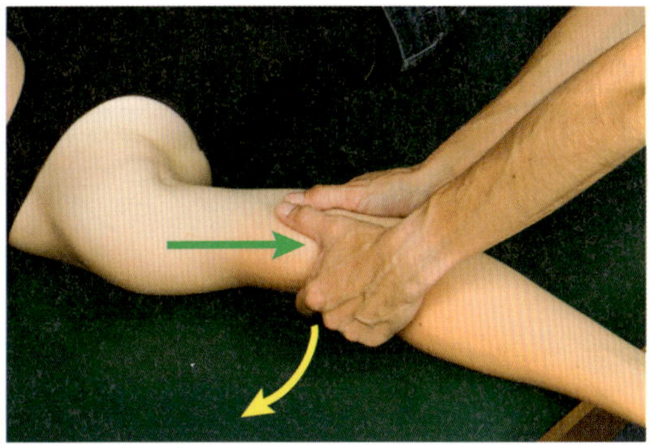

오목위팔관절(G/H)의 아래활주 기법

적응증:

- G/H 관절의 올림을 향상시키기 위해
- 폄, 모음 및 안쪽돌림의 복합 운동을 할 때 제한이나 통증이 있으면, 폄, 모음 및 안쪽돌림 자세가 적당하다.

환자:

- 누운 자세에서 팔을 중립위로 하거나 제한 지점으로 팔을 배치한다.

임상가:

- 동측에 앉거나 선 자세로 환자의 얼굴을 바라본다.
- *고정손:* 환자의 겨드랑이에 놓인 타월을 잡는다.
- *가동손:* 환자의 아래팔을 팔과 몸통 사이에 낀 후, 위팔뼈 먼쪽을 잡는다.

종속운동기법:

- 모든 접촉을 유지하는 동안, 임상가는 아래쪽 활주를 일으키기 위해 환자 겨드랑이에 놓인 자신의 고정손에 대항해 몸통을 환자로부터 멀리 회전한다,
- 중립위가 아닌 자세에서 가동술을 적용할 때는, 아랫방향의 힘을 위팔뼈 몸쪽의 가쪽에 적용한다. 이때 누운 있거나 앉아 있는 환자의 팔꿈치에 고정을 적용한다.
- 다른 기법: 아래쪽 활주를 적용하기 위해, 임상가는 환자의 머리쪽에 서서 위팔뼈의 위쪽 부분에 가동손을 배치할 수 있다.

생리적 운동이 동반된 종속운동 기법:

- 환자는 앉거나 선 자세에서, 팔꿉관절을 굽힘하고 어깨관절을 폄(신전), 모음(내전), 안쪽돌림(내회전)을 한다. 이때 환자의 다른 손으로 그 팔을 잡는다.
- 임상가는 동측에 서서, 가동손이나 가동 스트랩으로 환자의 아래팔에 가동력을 적용한다.
- 고정손은 환자의 겨드랑이 부위를 잡는다.
- 임상가의 도움으로 환자가 움직일 때, 아래쪽 활주를 적용한다.

오목위팔관절(G/H)의
아래쪽 활주

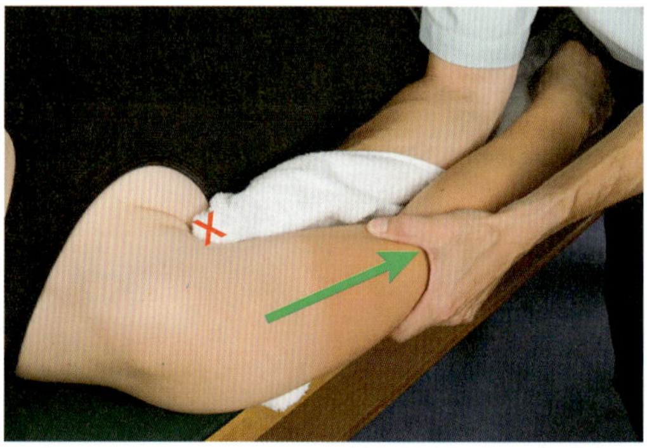

생리적 운동을 동반한
오목위팔관절(G/H)의
아래쪽 활주

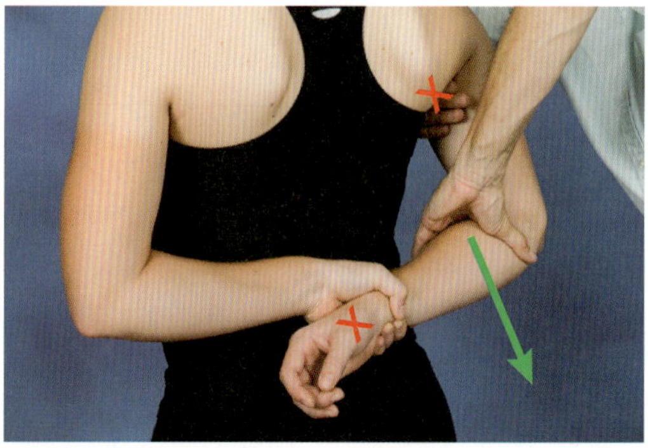

오목위팔관절의 뒤쪽활주 기법

적응증:

- 가쪽돌림과 벌림을 향상시키기 위해

환자:

- 어깨뼈 뒤를 고정하는 쐐기 위에 눕고, 덧베개로 굽힘된 팔꿈치를 지지한다. 이때 환자의 손은 배 위에 놓는다. 그리고 제한 지점까지 팔을 배치한다.

임상가:

- 기법 1: 동측에 서서 환자의 머리를 바라본다.
  - *고정손:* 팔을 중립위로 유지하거나 쐐기 대신에 손을 어깨뼈 아래에 놓는다.
  - *가동손:* 위팔뼈머리에 손바닥을 댄다.
- 기법 2: 동측에 서서 환자의 발쪽을 바라본다.
  - *고정손:* 환자의 팔을 제한지점까지 가져가고, 그 팔을 임상가의 팔과 몸통 사이에 끼운다.
  - *가동손:* 양 손으로 위팔뼈 몸쪽을 감싼다. 이때 양쪽 엄지를 위팔뼈 앞쪽에 댄다.

종속운동기법:

- 기법 1: 손을 제대로 잡은 후, 뒤가쪽 활주를 수행한다.
- 기법 2: 손을 제대로 잡은 후, 운동범위 끝지점에서 뒤쪽 활주(그 다음, 앞쪽 활주)를 적용한다.

생리적 운동이 동반된 종속운동 기법:

- 환자는 앉은 자세나 누운 자세를 취한다.
- 임상가는 위팔뼈머리 앞쪽에 가동손이나 가동 스트랩을 배치하고, 그 반대쪽에 선 자세를 취한다. 이때 고정손은 어깨뼈 위에 놓는다.
- 환자는 제한이 가장 큰 쪽으로 능동운동을 한다.
- 능동운동을 하는 동안, 임상가는 뒤가쪽 방향으로 위팔뼈를 가동하는 힘을 적용한다. 이때 어깨뼈를 고정한다.

오목위팔관절(G/H)의 뒤쪽 활주(기법 1)

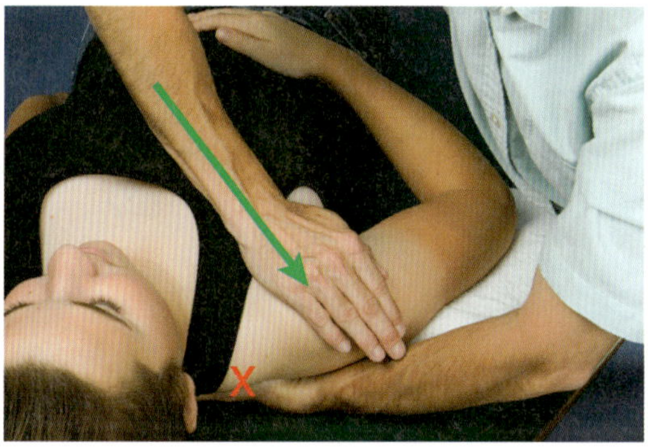

생리적 운동을 동반한 오목위팔관절(G/H)의 뒤쪽 활주

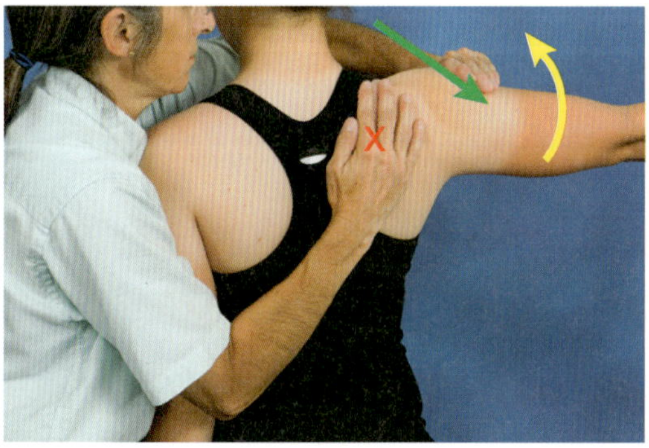

오목위팔관절의 앞쪽활주 기법

적응증:

- 안쪽돌림, 굽힘 및 폄을 향상시키기 위해

환자:

- 쐐기를 어깨뼈 앞쪽에 배치한 상태로 엎드린 자세(기법 1과 2)를 취하거나, 팔을 중립위하고 앉은 자세를 취한다.
- 누운 자세(기법 3)
- 팔을 제한지점에 미리 배치한다.

임상가:

- 기법 1:
  - *고정손:* 팔을 중립위로 유지한다.
  - *가동손:* 새끼두덩을 위팔뼈머리 뒤쪽에 놓는다.

- 기법 2:
  - *고정손:* 관절오목의 바로 몸쪽 부위인, 먼쪽 빗장뼈와 어깨뼈의 앞쪽면에 놓는다.
  - *가동손:* 위팔뼈 뒤쪽면에 놓는다.

- 기법 3:
  - *고정손:* 관절오목의 바로 몸쪽 부위인, 먼쪽 빗장뼈와 어깨뼈의 앞쪽면에 놓는다.
  - *가동손:* 몸쪽 위팔뼈의 뒤쪽에 손가락을 놓고, 그 손으로 위팔뼈를 감싼다.

종속운동기법:

- 손을 제대로 잡고, 팔의 중립위이나 제한지점에서 앞안쪽 활주를 적용한다.

생리적 운동이 동반된 종속운동 기법:

- 환자는 앉거나 선 자세를 취한다.
- 임상가는 동측에 서서, 가동손을 위팔뼈(상완골)의 뒤쪽면에 놓고, 고정손을 먼쪽 빗장뼈에 놓는다.
- 환자는 제한이 가장 큰 쪽으로 능동운동을 한다.
- 능동운동을 하는 동안, 임상가는 양손을 제대로 유지한 채 가동력을 적용한다.

오목위팔관절(G/H)의
앞쪽 활주(기법 1)

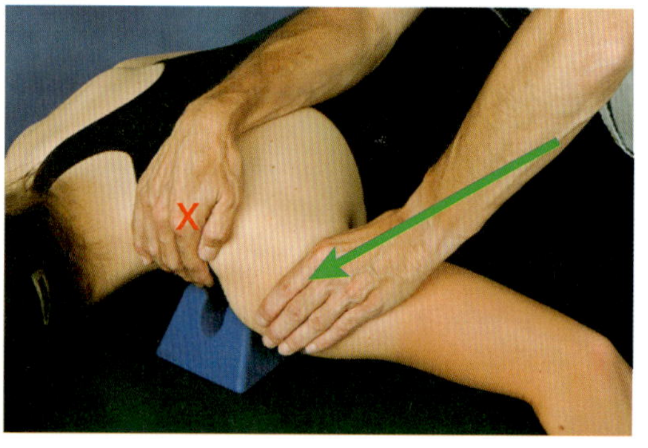

생리적 운동을 동반한
오목위팔관절(G/H)의
앞쪽 활주

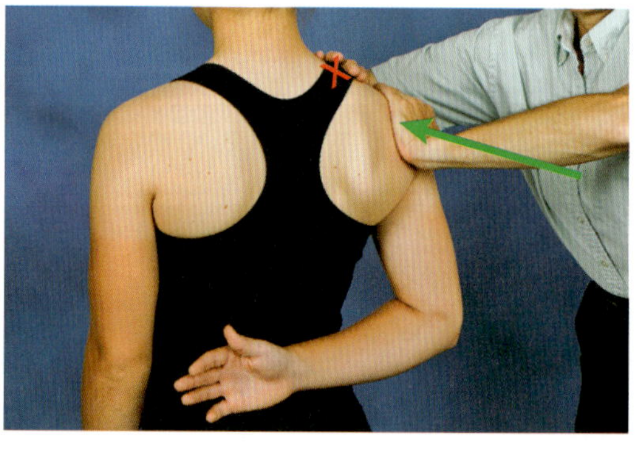

제 2 장

팔꿉관절(Elbow)

팔꿉관절의 해부학 (Anatomy of the Elbow)

앞면

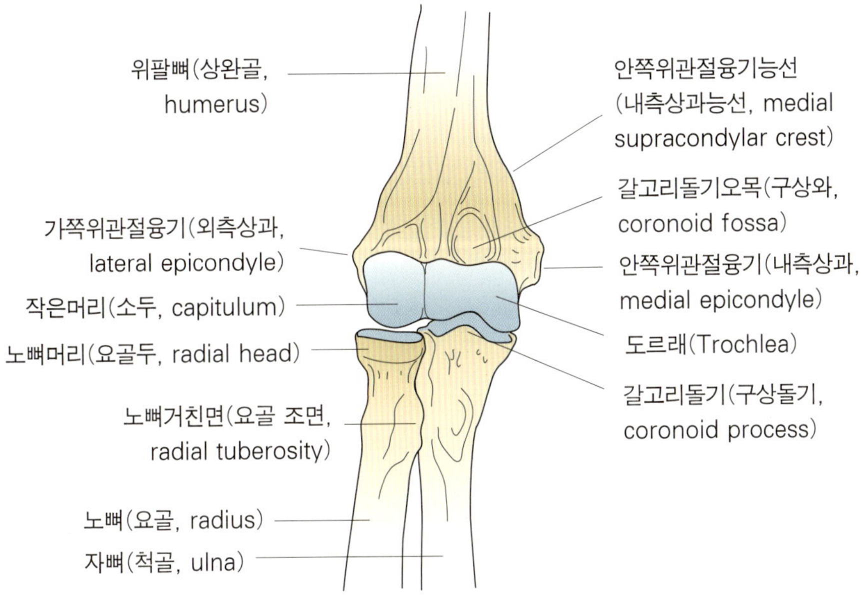

뒷면

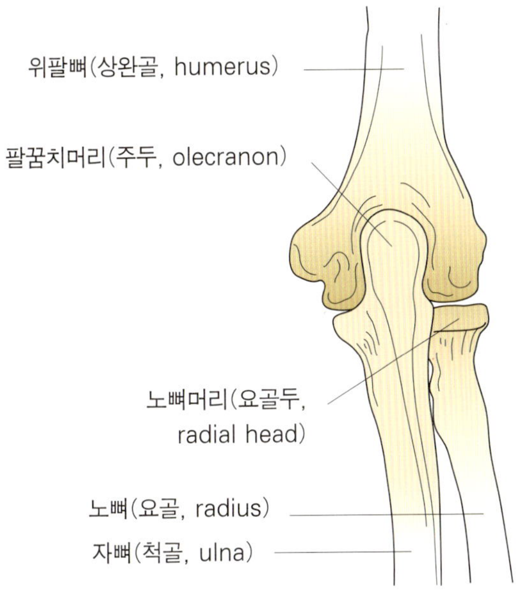

안쪽면

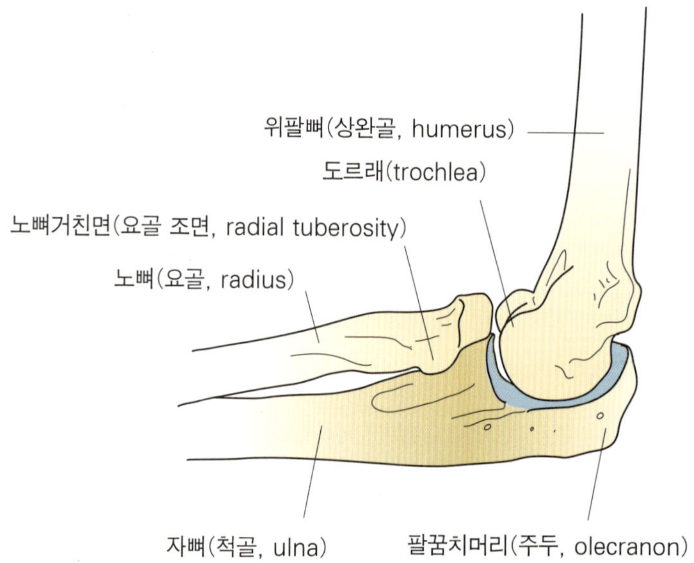
위팔뼈(상완골, humerus)
도르래(trochlea)
노뼈거친면(요골 조면, radial tuberosity)
노뼈(요골, radius)
자뼈(척골, ulna)
팔꿈치머리(주두, olecranon)

가쪽면

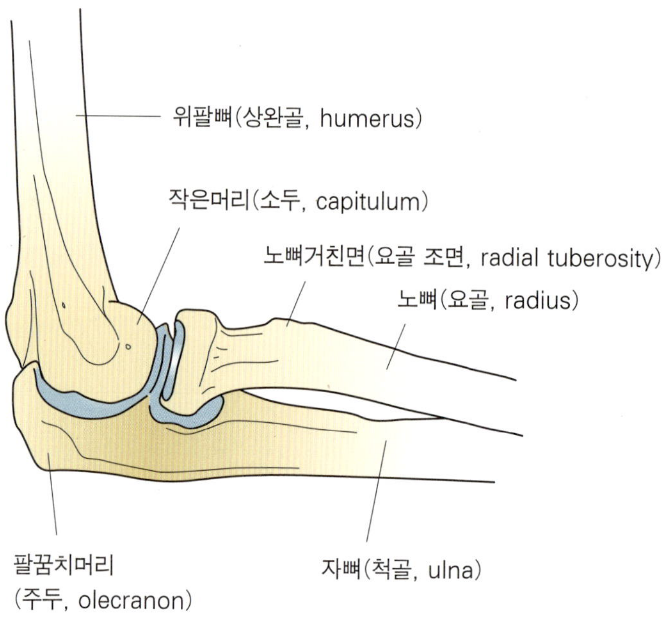
위팔뼈(상완골, humerus)
작은머리(소두, capitulum)
노뼈거친면(요골 조면, radial tuberosity)
노뼈(요골, radius)
팔꿈치머리
(주두, olecranon)
자뼈(척골, ulna)

팔꿉관절의 생리적 운동(뼈운동형상학적 운동) (Physiologic (Osteokinematic) Motions of the Elbow)

관절	정상 ROM	열림 위치	잠김 위치	정상 끝느낌	비정상 끝느낌
위팔자관절 (humeroulnar)	굽힘 > 135° 폄 = 5°	굽힘 70° 뒤침 10°	완전 폄 완전 뒤침	굽힘= 연부조직이나 뼈 접촉 폄= 뼈 접촉	Boggy= 관절 삼출물 관절주머니 패턴= 굽힘>폄
위팔노관절 (humeroradial)		완전 폄 완전 뒤침	굽힘 90° 뒤침 5°		
위노자관절 (superior radioulnar)	엎침= 80°–90° 뒤침= 80°–90°	굽힘 70° 뒤침 35°	뒤침 5°	뒤침= 인대성 엎침= 뼈접촉 제한이나 인대성 제한	관절주머니 패턴= 엎침과 뒤침이 동등하게 제한됨.

팔꿉관절의 종속운동(관절형상학적 운동)
(Accessory (Arthrokinematic) Motions of the Elbow)

관절학		관절운동형상학	
위팔자관절 (humeroulnar)	**오목면:** 자뼈의 도르래패임 **볼록면:** 위팔뼈의 도르래	*굽힘을 촉진하기 위해:* OKC = 노뼈와 자뼈를 위팔뼈에 대해 앞쪽과 안쪽으로 활주하고 구름시킨다.	*폄을 촉진하기 위해:* OKC = 노뼈와 자뼈를 위팔뼈에 대해 뒤쪽과 가쪽으로 활주하고 구름시킨다.
위팔노관절 (humeroradial)	**오목면:** 노뼈머리 **볼록면:** 위팔뼈 작은머리		
몸쪽(위)노자관절 (proximal radioulnar)	**오목면:** 자뼈의 노뼈패임 **볼록면:** 노뼈머리(요골두)	*엎침을 촉진하기 위해:* 노뼈가 자뼈에 대해 안쪽으로 축회전하고, 앞쪽으로 활주한다.	*뒤침을 촉진하기 위해:* 노뼈가 자뼈에 대해 가쪽으로 축회전하고, 뒤쪽으로 활주한다.

팔꿉관절의 가동기법 (Elbow Mobilization Techniques)

위팔자관절(H/U)의 견인

적응증:

- 양쪽 팔꿉관절의 굽힘과 폄을 향상시키기 위해

환자:

- 누운 자세에서 팔을 테이블 위나 베개 위에 올려놓고, 아래팔의 먼쪽(원위)을 임상가의 어깨 위에 올려 놓는다.
- 굽힘 70° 와 뒤침 10° 의 H/U의 열림위치로 팔꿉관절을 위치시킨다.
- 팔을 제한지점까지 이동시킨다.

임상가:

- 동측에서 앉은 자세를 취한다.
- *고정손:* 위팔을 베개 위에 고정시킨다.
- *가동손:* 자뼈 몸쪽의 앞쪽면을 잡는다.(가급적 노뼈를 잡아서는 안 된다.)

종속운동기법:

- 위팔을 고정하는 동안, 자뼈를 아래쪽 방향으로 당긴다.
- 가장 제한이 큰 지점까지 팔을 움직여 가면서, 위의 방법을 계속 시행한다.

생리적 운동이 동반된 종속운동 기법:

- 환자는 누운 자세를 취하고, 임상가는 동측에서 서서, 위에서 처럼 가동손을 잡고, 고정손을 아래팔 먼쪽의 뒤쪽면까지 이동시킨다.
- 환자는 제한이 가장 큰 쪽으로 능동운동을 한다.
- 능동운동을 하는 동안, 임상가는 아래팔 먼쪽을 잡고 있는 고정손에 대항해 팔꿈치뼈머리에 수직되는 가동력을 적용한다.

■ 기법에 따라 임상가의 위치를 바꿀 수 있다.

위팔자관절(H/U)의 견인

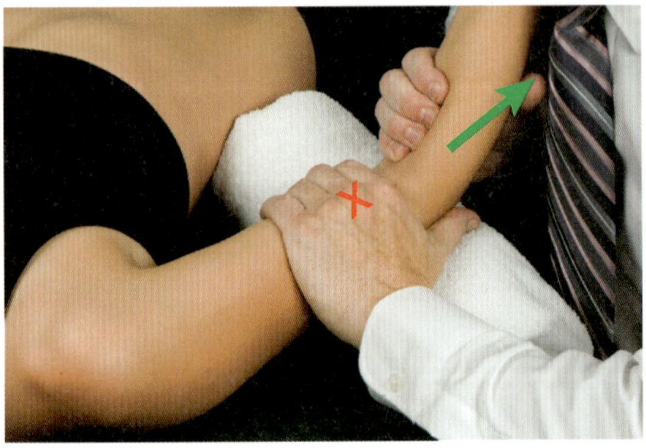

생리적 운동을 동반한
위팔자관절(H/U)의 견인

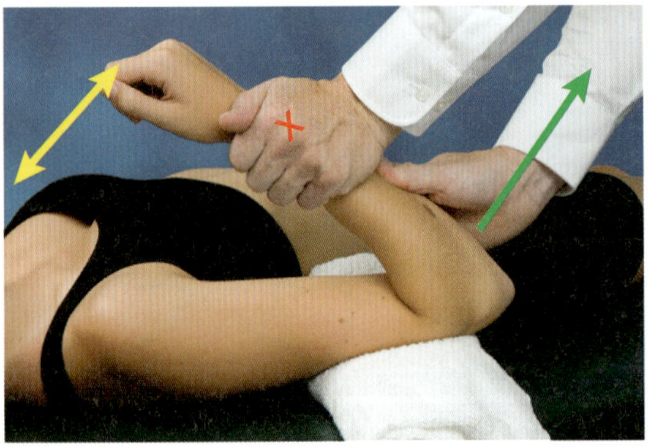

위팔자관절(H/U)의 안쪽 활주와 가쪽 활주

적응증:

- 안쪽활주는 팔꿉관절 굽힘의 구성운동이다.
- 가쪽활주는 팔꿉관절 폄의 구성운동이다.
- 팔꿉관절을 폄하거나 주먹을 쥘 때 통증이나 증상이 있으면, 활주의 적응증이다.

환자:

- 팔꿉관절을 90° 정도로 굽힘하여 몸통 옆에 붙이고, 눕거나 앉은 자세를 취한다. 그리고 팔을 제한지점까지 이동할 수도 있다.

임상가:

- 동측에서 앉거나 선 자세를 취한다.
- *고정손:* 위팔뼈 먼쪽을 잡는다.
- *가동손:* 엄지두덩을 팔꿈치뼈머리와 자뼈 몸쪽의 뒤쪽면에 놓는다.
- 다른 잡기 방법으로, 노뼈 몸쪽을 잡는 경우도 있다.

종속운동기법:

- "닫힌 룸브리칼 그립"을 이용한다.
- 안쪽활주: 팔꿈치뼈머리와 자뼈를 안쪽으로 활주한다; 만약 다른 잡기 방법을 이용한다면, 노뼈 몸쪽을 잡고 활주를 적용한다.
- 가쪽활주: 팔꿈치뼈머리와 자뼈를 가쪽으로 활주한다.

생리적 운동이 동반된 종속운동 기법:

- 환자는 팔꿉관절을 90°로 굽힘한 채, 눕거나 앉은 자세를 취한다.
- 임상가는 임상가는 동측에서 서서, 위에서 처럼 가동손을 잡고, 다른 잡기 방법에서 설명된 것처럼 노뼈나 자뼈의 몸쪽에 가동손이나 가동벨트를 배치한다.

- 환자는 제한이 가장 큰 쪽으로 능동운동을 하거나, 잡기를 반복한다.
- 능동운동을 하는 동안, 임상가는 같은 손잡기 방법이나 가동벨트를 통해 가쪽 방향으로 힘을 적용한다.

위팔자관절(H/U)의
안쪽활주와 가쪽활주

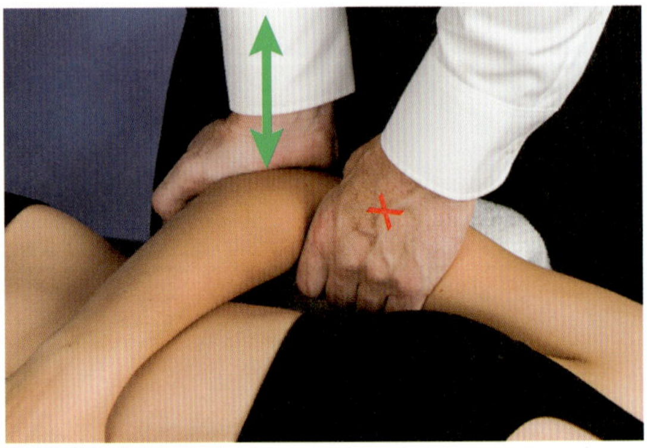

생리적 운동을 동반한
위팔자관절(H/U)의
안쪽활주와 가쪽활주

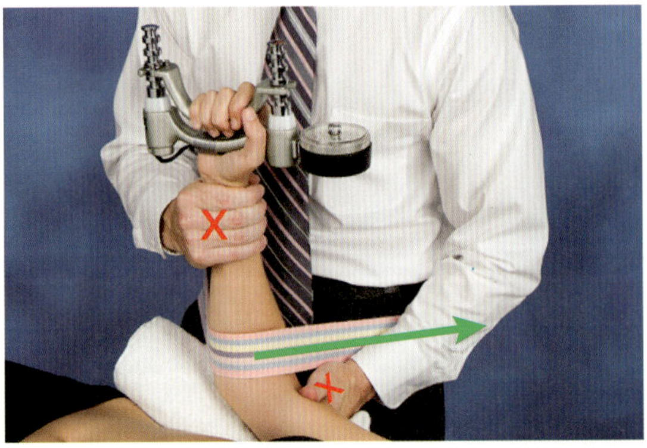

위팔노관절(H/R)의 앞쪽 활주와 뒤쪽 활주

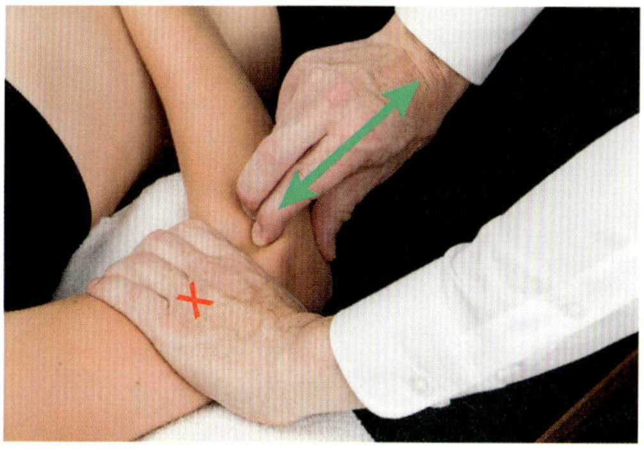

적응증:

- 앞쪽활주는 팔꿉관절 굽힘과 엎침의 구성운동이다.
- 뒤쪽활주는 팔꿉관절 폄과 뒤침의 구성운동이다.

환자:

- 누운 자세에서 팔을 테이블이나 타월 위에 올려 놓는다.
- 팔꿉관절을 굽힘 70° 와 뒤침 35° 의 열림위치로 배치한다.
- 제한지점까지 팔을 이동시킨다.

임상가:

- 동측에 앉은 자세를 취한다.
- *고정손:* 위팔뼈의 먼쪽을 잡는다.
- *가동손:* 노뼈 몸쪽을 잡기 위해 3점 잡기(3-jaw pinch)를 적용한다.

종속운동기법:

- 앞쪽활주는 고정된 위팔뼈에 대해 앞쪽 방향의 힘을 적용한다.
- 뒤쪽활주는 고정된 위팔뼈에 대해 뒤쪽 방향의 힘을 적용한다.

생리적 운동이 동반된 종속운동 기법:

- 환자는 누운 자세를 취한다.
- 임상가는 같은 손 잡기 방법으로 동측에 앉은 자세를 취한다.
- 환자는 제한이 가장 큰 쪽으로 능동운동을 한다.
- 능동운동을 하는 동안, 임상가는 같은 손잡기 방법을 통해 앞쪽이나 뒤쪽으로 힘을 적용하여, 각각 굽힘이나 폄을 증가시킨다.

몸쪽 노자관절(R/U)의 앞쪽 활주와 뒤쪽 활주

적응증:

- 자뼈에 대한 노뼈의 앞쪽활주는 아래팔 엎침의 구성운동이다.
- 자뼈에 대한 노뼈의 뒤쪽활주는 아래팔 뒤침의 구성운동이다.

환자:

- 누운 자세에서 팔을 테이블이나 타월 위에 올려놓는다.
- 팔꿉관절을 굽힘 70° 와 뒤침 35° 의 열림위치로 배치한다.
- 제한지점까지 팔을 이동시킨다.

임상가:

- 동측에서 앉은 자세를 취한다.
- *고정손:* 자뼈 먼쪽을 잡는다.
- *가동손:* 노뼈 몸쪽을 잡기 위해 3점 잡기(3-jaw pinch)를 적용한다.

종속운동기법:

- 앞쪽활주는 고정된 자뼈에 대해 노뼈 몸쪽을 앞쪽으로 움직인다.
- 뒤쪽활주는 고정된 자뼈에 대해 노뼈 몸쪽을 뒤쪽으로 움직인다.
- "squeeze 방법"으로 알려진 다른 잡기 기법이 이용될 수 있다.
  마치 노뼈와 자뼈를 함께 움직이듯이, 엄지가 자뼈를 고정하는 동안,
  손가락을 노뼈 위에 올려놓고 가동력을 적용한다.

생리적 운동이 동반된 종속운동 기법:

- 환자는 팔꿉관절을 90° 로 굽힘한 채, 몸통 옆에 붙이고 누운 자세를 취한다.
- 임상가는 동측에서 서서, 위와 같은 손잡기 방법을 이용한다.

- 환자는 제한이 가장 큰 쪽으로 뒤침이나 엎침을 능동적으로 수행한다.
- 능동운동을 하는 동안, 임상가는 자뼈를 고정한 채 "아래팔 당김"을 수행하는데, 엎침을 할 때는 앞쪽 방향을 당기고, 뒤침을 할 때는 뒤쪽 방향으로 당긴다.
- 움직이는 동안 힘의 방향을 변화시킨다.

몸쪽노자관절(R/U)의
앞쪽활주와 뒤쪽활주

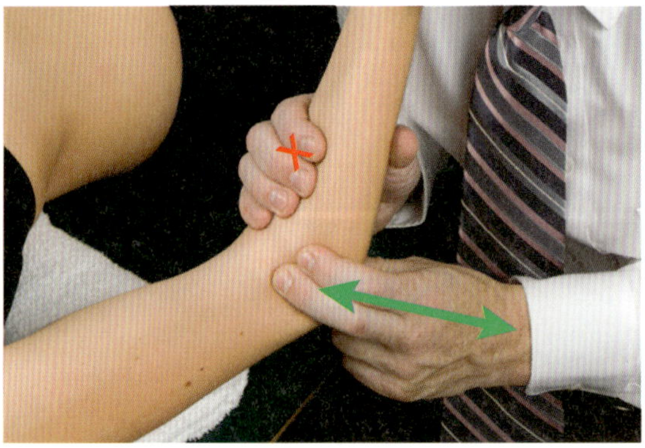

생리적 운동을 동반한
몸쪽노자관절(R/U)의
앞쪽활주와 뒤쪽활주

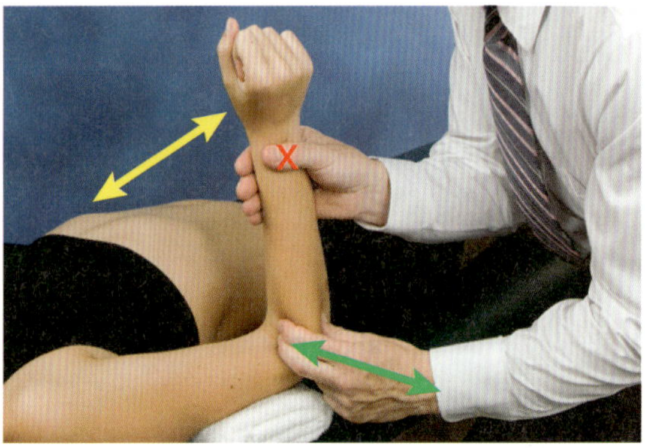

몸쪽 노자관절(R/U)의 아래쪽 활주

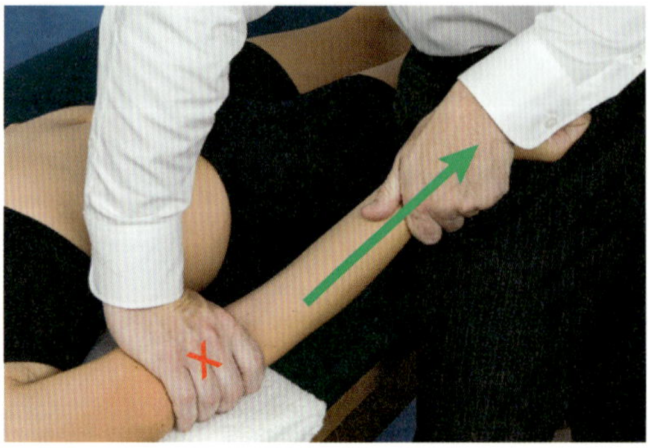

적응증:

- 팔꿉관절의 폄과 손목의 굽힘을 향상시키기 위해
- 위팔자관절의 견인에도 이용될 수 있고, 또 팔꿉관절의 모든 생리적 운동을 향상시키는데 이용될 수도 있다.

환자:

- 누운 자세에서 팔을 테이블이나 타월 위에 올려 놓는다.
- 팔꿉관절을 굽힘 70° 와 뒤침 35° 의 열림위치로 배치한다.
- 제한지점까지 팔을 이동시킨다.

임상가:

- 동측에 앉은 자세를 취한다.
- *고정손:* 위팔뼈 먼쪽의 앞쪽면을 잡는다.
- *가동손:* 노뼈 먼쪽에 "골퍼 그립(golfer' s grip)" 을 적용한다.

종속운동기법:

- 손잡기를 그대로 유지한 채, 임상가는 자신의 몸통을 돌려 고정된 자뼈에 대해 노뼈를 아래쪽 방향으로 당긴다.

생리적 운동이 동반된 종속운동 기법:

- 환자는 위와 같은 방법으로 누운 자세를 취한다.
- 임상가는 위와 같은 방법으로 선 자세를 취한다.
- 환자는 약간의 엎침, 뒤침 및 손목의 굽힘을 동반하면서 팔꿉관절 폄의 가동범위를 점진적으로 수행한다.
- 능동운동을 하는 동안, 임상가는 가동력을 그대로 유지한다.

몸쪽 노자관절(R/U)의 위쪽 활주

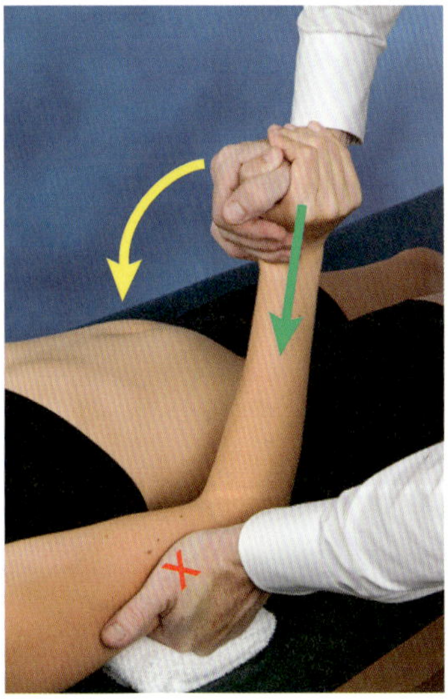

적응증:

- 팔꿉관절의 굽힘과 손목의 폄을 향상시키기 위해

환자:

- 누운 자세에서 팔을 테이블이나 타월 위에 올려 놓는다.
- 팔꿉관절을 굽힘 70° 와 뒤침 35° 의 열림위치로 배치한다.
- 제한지점까지 팔을 이동시킨다.

임상가:

- 환자의 머리를 바라보면서 동측에 선 자세를 취한다.
- *고정손:* 팔을 타월 위에 견고히 유지하면서, 위팔뼈 먼쪽의 앞쪽면을 잡는다.
- *가동손:* 압박력을 잘 적용할 수 있도록 손목을 폄 상태로 잠김한 채로, "Saw position"를 취한다.

종속운동기법:

- "Saw 그립"을 통해 환자의 엄지두덩 쪽으로 아래쪽 방향의 힘을 적용한다.
- 열림위치에서 수행할 때는, 팔꿉관절을 가동범위의 끝지점까지 이동시킬 수 있다.

생리적 운동이 동반된 종속운동 기법:

- 환자는 위와 같은 방법으로 누운 자세를 취한다.
- 임상가는 위와 같은 방법으로 선 자세를 취한다.
- 환자는 약간의 엎침, 뒤침 및 손목의 굽힘을 동반하면서 팔꿉관절 폄의 가동범위를 점진적으로 수행한다.
- 능동운동을 하는 동안, 임상가는 가동력을 그대로 유지한다.

몸쪽 노자관절(R/U)의 빠른 앞쪽 트러스트 (Mills 교정 트러스트)

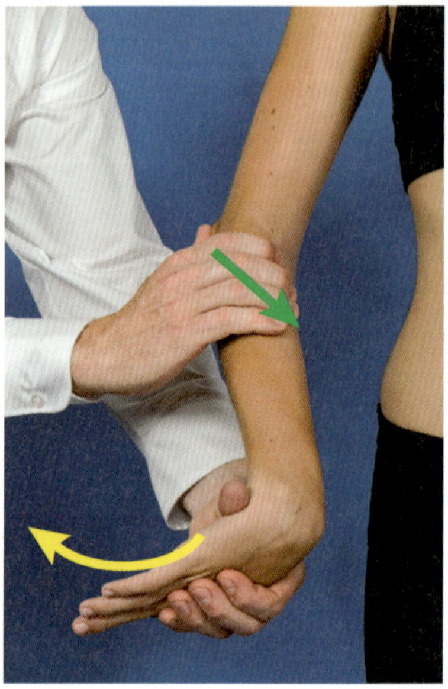

적응증:

- 노자관절(R/U)의 위치 관계를 변화시키기 위해
- 움직임을 제한하는 유착을 파괴하기 위해
- 치료하기 어려운 만성 가쪽위관절융기의 문제

환자:

- 누운 자세나 선 자세를 취한다.
- 굽힘 20° 의 팔꿉관절과 완전한 엎침, 손목 굽힘 및 자쪽치우침

임상가:

- 환자가 누워 있을 때, 임상가는 동측에 서서 환자의 발쪽을 바라본다. 환자가 선 자세를 취할 때는, 임상가는 환자의 뒤쪽이나 옆에서 선 자세를 취한다.
- 엄지로 노뼈머리의 뒤쪽을 잡는다.
- 다른 손으로, 환자 손목을 굽히고 자쪽치우침되게 만든다. 그리고 팔꿉관절의 위치를 조절한다.

트러스트 기법:

- 엄지는 노뼈머리를 통해 앞쪽으로 힘을 유지한다.
- 임상가의 다른 손은 팔꿉관절을 펴고, 가동범위의 끝지점에서 짧은 진폭과 빠른 속도의 트러스트를 적용한다. 이때 손목 위치를 유지해야 하고, 아래팔 폄근을 신장한다.

제 3 장

손목관절과 손(Wrist & Hand)

손목과 손의 해부학 (Anatomy of the Wrist and Hand)

앞면

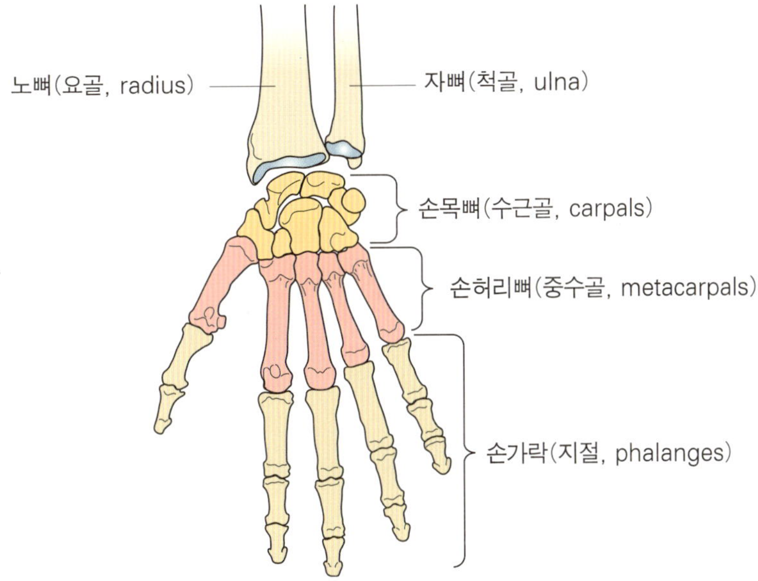

뒷면

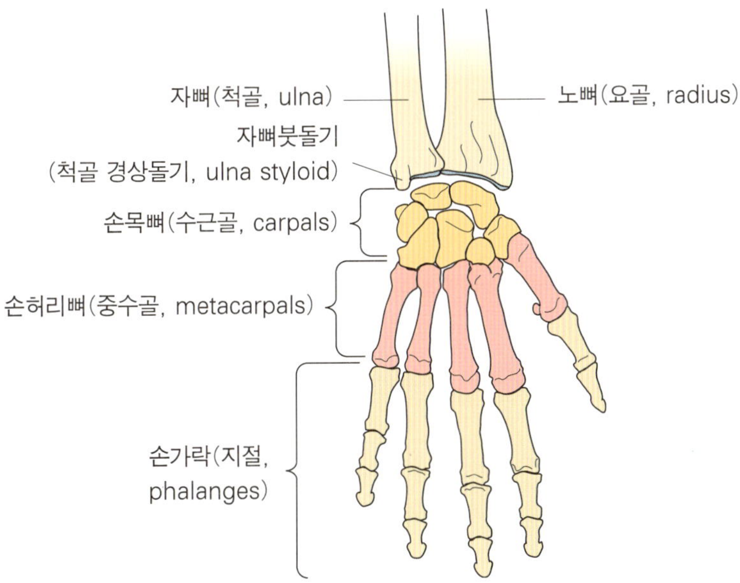

손목과 손의 생리적 운동(뼈운동형상학적 운동)
(Physiologic(Osteokinematic) Motions of the Wrist and hand)

관절	정상 ROM	정상 끝느낌	비정상 끝느낌
먼쪽노자관절 (distal radioulnar)	엎침= 90° 뒤침= 90°	엎침= 관절주머니 느낌 뒤침= 관절주머니 느낌	
노손목관절 (radiocarpal)	굽힘= 60°–80° 폄= 60°–70° RD/UD= 20°–30°	굽힘= 팽팽함/인대성/탄성 폄= 팽팽함/인대성/탄성 RD= 뼈가 닿는 느낌 UD= 팽팽함/ 뼈가 닿는 느낌	관절주머니 패턴: 엎침과 뒤침이 동등하게 제한됨.
손목사이관절 (intercarpal)	노손목관절과 함께 굽힘할 때, 60°–80° 노손목관절과 함께 폄할 때, 60°–80° 노손목관절과 함께 RD/UD 할 때, 20°–30°	굽힘= 팽팽함/인대성/ 탄성 폄= 팽팽함/인대성/탄성 RD= 뼈가 닿는 느낌 UD= 팽팽함/ 뼈가 닿는 느낌	
CMC 엄지 (CMC thumb)	굽힘= 45°–50° 폄= 70°–80° 벌림= 70°	탄성	관절주머니 패턴: 벌림 > 폄
MCP 엄지 (MCP thumb)	굽힘= 75°–90°	굽힘= 뼈가 닿는 느낌/ 팽팽함/인대성/ 탄성 폄=팽팽함/인대성	

관절	정상 ROM	정상 끝느낌	비정상 끝느낌
MCP 2–5	굽힘= 90°	굽힘= 탄성/ 뼈가 닿는 느낌/ 팽팽함/인대성 폄= 탄성/관절주머니성/ 인대성 벌림= 팽팽함/인대성	
IP 2–5	PIP 굽힘= 100° DIP 굽힘= 80°	PIP 굽힘=팽팽함/ 뼈가 닿는 느낌/ 탄성 PIP 폄= 팽팽함/인대성/ 탄성 DIP 굽힘= 팽팽함/인대성/ 탄성 DIP 폄= 팽팽함/인대성/ 탄성	

손목과 손의 종속운동(관절형상학적 운동)
(Accessory (Arthrokinematic) Motions of the Wrist and Hand)

관절학		관절운동형상학	
먼쪽노자관절	**오목면:** 노뼈의 자뼈패임 **볼록면:** 자뼈머리	*엎침(pronation)을 촉진하기 위해:* 노뼈가 자뼈 위에서 안쪽으로 활주하고 구름한다.	*뒤침(supination)을 촉진하기 위해:* 노뼈가 자뼈 위에서 가쪽으로 활주하고 구름한다.
노손목관절/손목사이관절	**오목면:** 노뼈와 노자원반	*손목 굽힘(flexion)을 촉진하기 위해:* 몸쪽손목뼈가 노뼈에 대해 앞쪽으로 구름하고, 뒤쪽으로 활주한다. 그리고 먼쪽손목뼈는 몸쪽손목뼈에 대해 앞쪽으로 구름하고 뒤쪽으로 활주한다.	*폄(ext)을 촉진하기 위해:* 몸쪽손목뼈가 노뼈에 대해 뒤쪽으로 구름하고, 앞쪽으로 활주한다. 그리고 먼쪽손목뼈는 몸쪽손목뼈에 대해 뒤쪽으로 구름하고 앞쪽으로 활주한다.
	볼록면: 몸쪽손목뼈	*노쪽치우침(RD)을 촉진하기 위해:* 몸쪽손목뼈가 노뼈에 대해 가쪽으로 구름하고, 안쪽으로 활주한다. 그리고 먼쪽손목뼈는 몸쪽손목뼈에 대해 가쪽으로 구름하고 안쪽으로 활주한다.	*자쪽치우침(UD)을 촉진하기 위해:* 몸쪽손목뼈가 노뼈에 대해 안쪽으로 구름하고, 가쪽으로 활주한다. 그리고 먼쪽손목뼈는 몸쪽손목뼈에 대해 안쪽으로 구름하고 가쪽으로 활주한다.

	관절학	관절운동형상학	
CMC 2–5	**오목면:** 손허리뼈바닥	*엄지 굽힘을 촉진하기 위해:* MC는 손배뼈에 대해 안쪽으로 활주하고 구름한다.	*엄지 폄을 촉진하기 위해:* MC는 손배뼈에 대해 가쪽으로 활주하고 구름한다.
CMC 엄지	**볼록면:** 손목 먼쪽열	*엄지 벌림을 촉진하기 위해:* MC는 손배뼈에 대해 몸쪽으로 구름하고 먼쪽으로 활주한다.	*엄지 모음을 촉진하기 위해:* MC는 손배뼈에 대해 먼쪽으로 구름하고 몸쪽으로 활주한다.
MCP 2–5	**오목면:** 몸쪽손가락뼈바닥	*굽힘을 촉진하기 위해:* 몸쪽손가락은 MC에 대해 앞쪽으로 활주하고 구름한다.	*폄을 촉진하기 위해:* 몸쪽손가락은 MC에 대해 뒤쪽으로 활주하고 구름한다.
MCP 엄지	**볼록면:** 손허리뼈머리	*엄지 굽힘을 촉진하기 위해:* 먼쪽손가락은 몸쪽손가락에 대해 앞쪽으로 활주하고 구름한다.	*엄지 폄을 촉진하기 위해:* 먼쪽손가락은 몸쪽손가락에 대해 뒤쪽으로 활주하고 구름한다.
IP 2–5	**오목면:** 몸쪽손가락뼈머리 **볼록면:** 먼쪽손가락뼈바닥	*굽힘을 촉진하기 위해:* 먼쪽손가락은 몸쪽손가락에 대해 앞쪽으로 활주하고 구름한다.	*폄을 촉진하기 위해:* 먼쪽손가락은 몸쪽손가락에 대해 뒤쪽으로 활주하고 구름한다.

손목과 노자관절(R/U)의 가동기법
(Wrist & Radioulnar Mobilization Techniques)

먼쪽 노자관절(R/U)의 손등쪽 활주와 손바닥쪽 활주

적응증:

- 손등쪽 활주: 아래팔의 엎침과 손목의 굽힘과 폄을 향상시키기 위해
- 손바닥쪽 활주: 아래팔의 뒤침과 손목의 굽힘과 폄을 향상시키기 위해

환자:

- 기법 1: 아래팔을 뒤침 0-10°로 한 채, 테이블 위에 올려놓고 앉는다. 이때 손등은 임상가쪽으로 향한다. 제한지점까지 관절을 이동시킨다.
- 기법 2: 아래팔을 뒤침 0-10°로 한 채, 굽힘된 팔꿉관절을 테이블 위에 올려놓고 앉는다. 이때 손등은 임상가 쪽으로 향한다.

임상가:

- 동측에서 앉은 자세를 취한다.
- 기법 1:
  - *고정손:* "룸브리칼 그립(lumbrical grip)"으로 손목과 손의 자쪽을 잡는다.
  - *가동손:* "가쪽 집기 파악(lateral pinch grasp)"으로 노뼈 먼쪽을 잡는다.
- 기법 2:
  - *고정손:* "룸브리칼 그립"으로 손목과 손의 노쪽을 잡는다.
  - *가동손:* "가쪽 집기 파악"으로 자뼈 먼쪽을 잡는다.

종속운동기법:

- 기법 1: 가동손으로 고정된 자뼈에 대해 노뼈 먼쪽을 손등쪽으로 그리고 손바닥쪽으로 활주시킨다.
- 기법 2: 가동손으로 고정된 노뼈에 대해 자뼈 먼쪽을 손등쪽으로 그리고 손바닥쪽으로 활주시킨다.

생리적 운동이 동반된 종속운동 기법:

- 팔꿉관절을 90°까지 굽힌 후, 손등쪽 활주를 위해 아래팔을 완전 뒤침하고, 또 손바닥쪽 활주를 위해 엎침시킨다.
- 임상가는 앉은 자세를 취한 후, 힘과 ROM을 유지시킨다.
- 환자가 완전한 뒤침에서 완전한 엎침으로 움직일 때, 임상가는 손등쪽으로 활주시킨다. 또한 환자가 완전한 엎침에서 뒤침으로 움직일 때, 임상가는 손바닥쪽으로 활주시킨다.

먼쪽노자관절(R/U)의
손등쪽활주와
손바닥쪽활주 기법 1

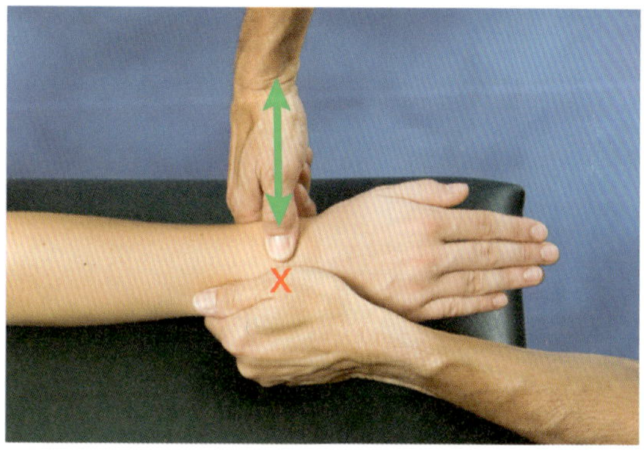

생리적 운동을 동반한
몸쪽노자관절(R/U)의
손등쪽활주와
손바닥쪽활주 기법 2

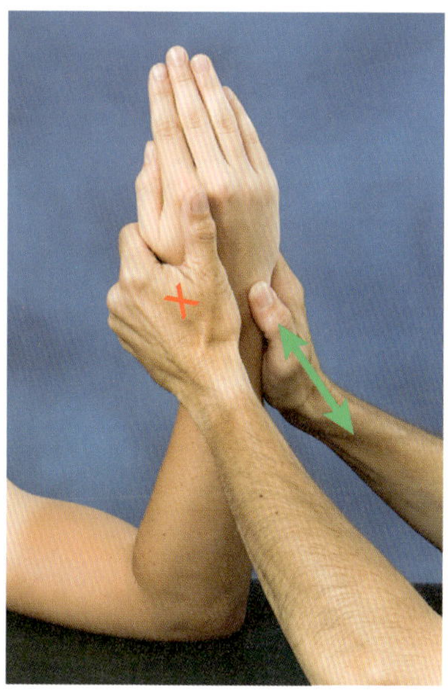

노손목관절(R/C)의 견인

적응증:

- 모든 방향의 움직임을 향상시키기 위해

환자:

- 앉은 자세를 취한다. 손을 테이블 밖으로 내어 놓은 후, 손목을 중립위로 한 채 아래팔을 엎침하고, 팔꿉관절을 90° 로 굽힘한다.

임상가:

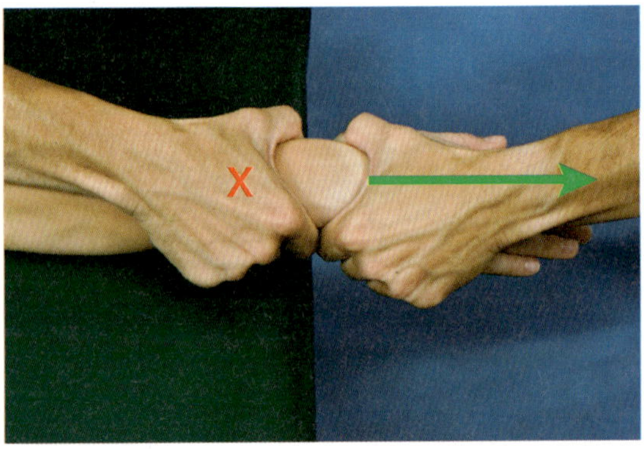

- 동측에서 앉은 자세를 취한다.
- *고정손:* 노뼈와 자뼈의 먼쪽을 잡는다.
- *가동손:* 고정손의 바로 옆인, 손목뼈 몸쪽열을 잡는다.

종속운동기법:

- 아래팔의 긴축을 따라 힘을 적용한다.

생리적 운동이 동반된 종속운동 기법:

- 환자와 임상가는 위에서 처럼 앉은 자세를 취한다.
- 환자는 능동적으로 손목을 굽힘하고 폄한다.
- 환자가 능동적으로 움직이는 동안, 임상가는 똑같은 손잡기 방법을 통해 견인력을 적용한다.
- 다른 기법으로는, 손목을 능동적으로 굽힘하고 폄하는 동안 안쪽활주와 가쪽활주를 적용하는 것이다.(RC 관절의 안쪽 활주/가쪽 활주 참조.)

노손목관절(R/C)의 손등쪽 활주와 손바닥쪽 활주

적응증:

- **손등쪽 활주:** 손목 굽힘을 향상시키기 위해
- **손바닥쪽 활주:** 손목 폄을 향상시키기 위해

환자:

- 팔꿉관절을 90°까지 굽힘하고 앉은 자세를 취한다.
  제한지점까지 관절을 이동시킨다.
- **손등쪽 활주:** 손을 테이블 밖으로 내어 놓은 후, 손목을 중립위로 한 채 아래팔을 뒤침시켜 손바닥이 위쪽을 향하도록 한다.
- **손등쪽 활주:** 손을 테이블 밖으로 내어 놓은 후, 손목을 중립위로 한 채 아래팔을 엎침시켜 손바닥이 아래쪽을 향하도록 한다.

임상가:

- 동측에서 앉은 자세를 취한다.
- *고정손:* 노뼈와 자뼈의 먼쪽을 잡는다.
- *가동손:* 고정손의 바로 옆인, 손목뼈 몸쪽열을 잡는다.

종속운동기법:

- 힘을 아랫방향으로 적용한다.

생리적 운동이 동반된 종속운동 기법:

- 환자와 임상가는 위에서 처럼 앉은 자세를 취한다.
- 환자는 가장 제한이 큰 쪽으로 손목을 굽힘하거나 폄한다.
- 환자가 능동적으로 손목 굽힘을 하는 동안, 임상가는 손등쪽 활주를 적용한다.

- 환자가 능동적으로 손목 폄을 하는 동안, 임상가는 손바닥쪽 활주를 적용한다.
- 다른 기법으로는, 손목을 능동적으로 굽힘하고 폄하는 동안 안쪽활주와 가쪽활주를 적용하는 것이다.(RC 관절의 안쪽 활주/가쪽 활주 참조.)

노손목관절(R/C)의
손등쪽 활주

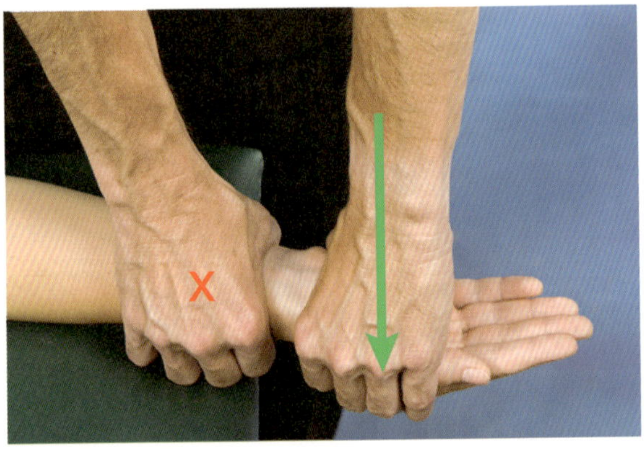

노손목관절(R/C)의
손바닥쪽 활주

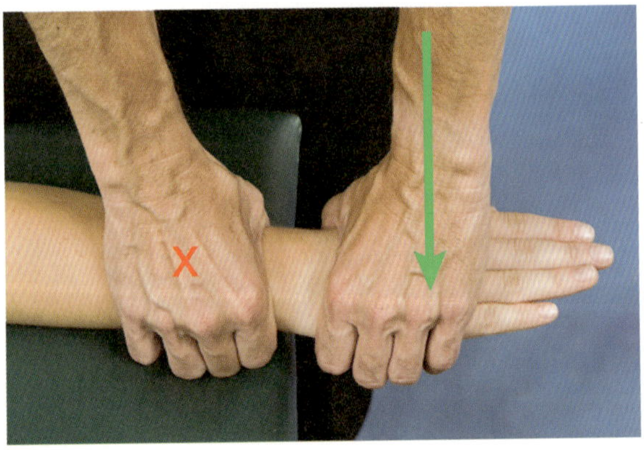

노손목관절(R/C)의 안쪽 활주와 가쪽 활주

적응증:

- 안쪽 활주는 RD을 향상시키고, 가쪽 활주는 UD를 향상시킨다.

환자:

- 앉은 자세를 취한다. 손을 테이블 밖으로 내어 놓은 후, 손목을 중립위로 한 채 아래팔을 엎침하고 팔꿉관절을 90° 로 굽힌한다. 제한지점까지 관절을 이동시킬 수도 있다.

임상가:

- 동측에서 앉은 자세를 취한다.
- *고정손:* 자뼈 먼쪽을 잡는다.
- *가동손:* 고정손의 바로 옆인, 손목뼈 몸쪽열을 잡는다.

종속운동기법:

- 안쪽 활주를 위해, 엄지를 아랫방향으로 향하도록 하고, 아랫방향으로 힘을 적용한다.
- 가쪽 활주를 위해, 엄지를 윗방향으로 향하도록 하고, 윗방향으로 힘을 적용한다.

생리적 운동이 동반된 종속운동 기법

- 환자와 임상가는 위에서 처럼 앉은 자세를 취한다.
- 환자가 RD를 움직일 때 안쪽 활주를 수행하고, 환자는 UD를 움직일 때 가쪽 활주를 수행한다.
- 안쪽 활주와 가쪽 활주가 손목의 능동 굽힘과 폄과 함께 적용될 수 있다.

노손목관절(R/C)의
안쪽 활주

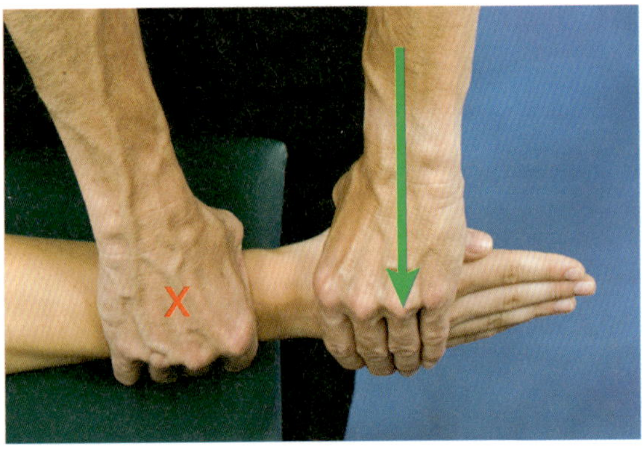

노손목관절(R/C)의
가쪽 활주

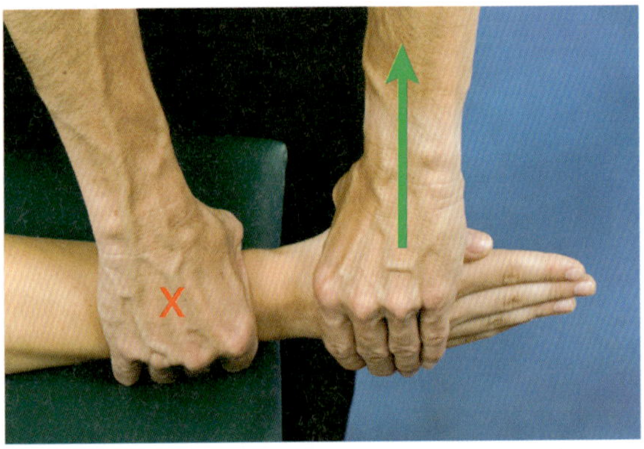

중간손목관절(M/C)와 손목사이관절(I/C)의 다면 활주

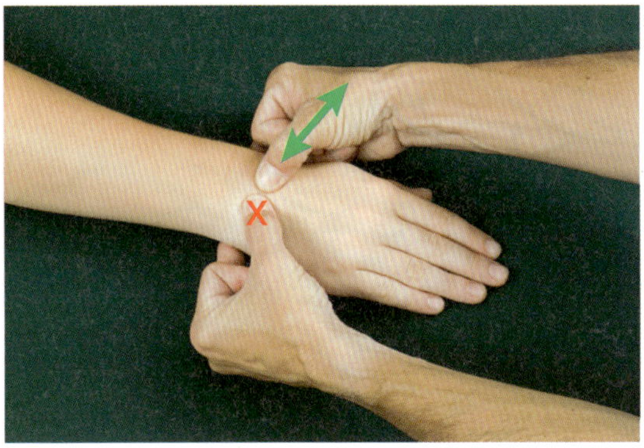

적응증:

- 몸쪽열 손목뼈의 손등쪽 활주와 손바닥쪽 활주: 손목의 굽힘과 폄을 각각 향상시키기 위해
- 먼쪽열 손목뼈의 손등쪽 활주와 손바닥쪽 활주: 손목의 폄과 굽힘을 각각 향상시키기 위해
- 다면 활주(multiplanar glides)는 모든 방향의 손목뼈사이의 가동성을 향상하는데 매우 중요한 역할을 한다.

환자:

- 앉은 자세에서, 아래팔을 완전하게 엎침하고 팔꿉관절을 90° 로 굽힌한다. 제한지점까지 관절을 이동시킬 수도 있다.

임상가:

- 동측에서 앉은 자세를 취한다.
- *고정손:* 손목뼈를 고정하기 위해, "손끝(tip)–손끝(tip) 집기 파악"을 이용한다.
- *가동손:* 손목뼈를 가동시키기 위해, "손끝(tip)–손끝(tip) 집기 파악"을 이용한다.

종속운동기법:

- 제한이 가장 큰 쪽 방향으로 힘을 손등쪽이나 손바닥쪽으로 적용한다. 이때 방향을 약간씩 바꿀 수 있다.

생리적 운동이 동반된 종속운동 기법:

- 환자와 임상가는 위에서 처럼 앉은 자세를 취한다.
- 환자가 손목을 어떤 방향을 움직일 때, 임상가는 고정손과 가동손을 그대로 유지한다.

손목손허리관절(CMC)의 견인과 활주

적응증:

- 견인: 모든 방향의 움직임을 향상시키기 위해
- 첫 번째 손목손허리관절의 경우, 폄과 모음을 증가시키기 위해 가쪽 활주를 적용하고, 굽힘과 벌림을 증가시키기 위해 안쪽 활주를 적용한다.
- 첫 번째의 가쪽 활주는 폄의 구성운동이고, 안쪽 활주는 굽힘의 구성운동이다.
- 2-5의 손목손허리관절의 경우, 굽힘을 증가시키기 위해 손바닥쪽 활주를 적용하고, 폄을 증가시키기 위해 손등쪽 활주를 적용한다.

환자:

- 앉은 자세에서, 아래팔을 완전하게 엎침하고 팔꿉관절을 90° 로 굽힌다. 제한지점까지 관절을 이동시킬 수도 있다.

임상가:

- 동측에서 앉은 자세를 취한다.
- *고정손:* 손가락과 엄지로 먼쪽열 손목뼈를 잡는다.
- *가동손:* 고정손의 바로 옆쪽인 손허리뼈바닥을 잡는다.

종속운동기법:

- 손허리뼈의 긴축을 따라 힘을 적용한다.
- 가쪽 활주를 위해 가쪽으로 힘을 적용한다.
- 안쪽 활주를 위해 안쪽으로 힘을 적용한다.
- 손등쪽 활주를 위해 위쪽으로 힘을 적용한다.
- 손바닥쪽 활주를 위해 아래쪽으로 힘을 적용한다.

생리적 운동이 동반된 종속운동 기법:

- 환자와 임상가는 위에서 처럼 앉은 자세를 취한다.
- 환자가 손목손허리관절을 굽힘/폄, 벌림/모음을 하는 동안, 임상가는 관절의 견인과 활주를 유지한다.

손목손허리관절(CMC)의 견인(distraction)

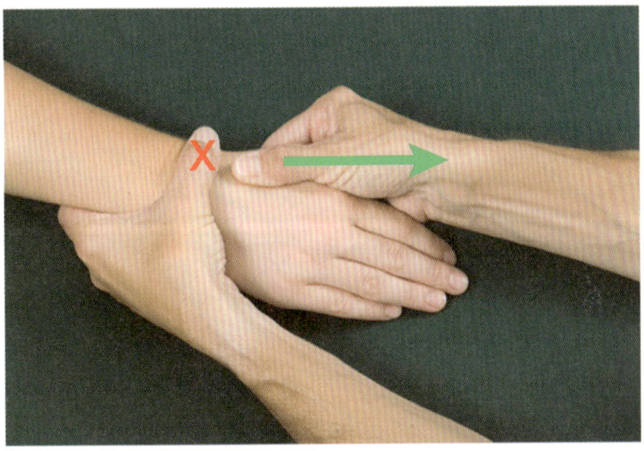

손목손허리관절(CMC)의 안쪽 활주

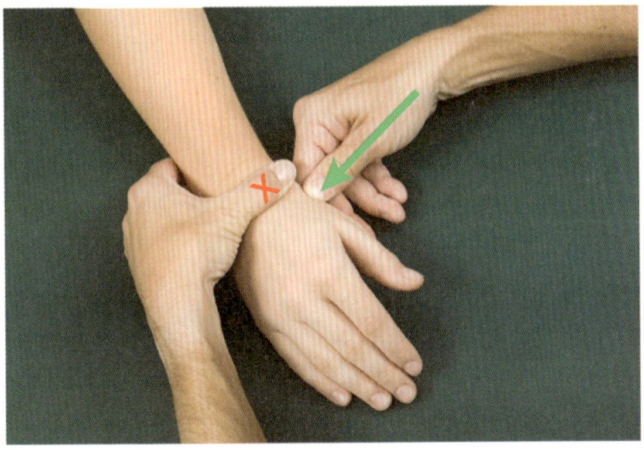

손허리손가락사이관절(MCP)의 견인

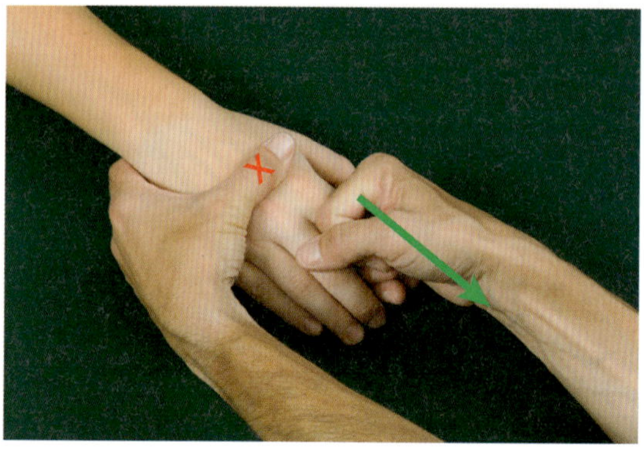

적응증:

- 모든 방향의 가동성을 향상시키기 위해

환자:

- 앉은 자세에서 팔꿉관절을 90°로 굽힘하고, 아래팔을 완전하게 엎침한다.

손허리손가락사이관절(중수지절관절, MCP)의 견인:

- 손허리손가락 관절을 20°로 굽힘한다. 제한지점까지 관절을 이동시킬 수 있다.

임상가:

- 동측에서 앉은 자세를 취한다.
- *고정손:* 엄지와 집게손가락 사이에 손허리뼈머리를 고정한다.
- *가동손:* 몸쪽손가락을 잡는다.

종속운동기법:

- 손가락의 긴축을 따라 힘을 적용한다.

생리적 운동이 동반된 종속운동 기법:

- 환자와 임상가는 위에서처럼 앉은 자세를 취한다.
- 환자가 손목손허리관절을 굽힘/폄할 때, 임상가는 견인을 유지한다.
- 임상가는 손가락의 긴축을 따라 힘을 유지하기 위해 힘의 방향을 변화시킬 수 있다.
- 다른 기법으로는, 손목손허리관절을 능동적으로 굽힘하고 폄하는 동안 안쪽활주와 가쪽활주를 적용하는 것이다. (MCP 관절의 안쪽 활주/가쪽 활주 참조.)

손허리손가락사이관절(MCP)의 손등쪽 활주와 손바닥쪽 활주

적응증:

- 손등쪽 활주: 손허리손가락사이관절(중수지절간관절)의 폄을 향상시키기 위해
- 손바닥쪽 활주: 손허리손가락사이관절의 굽힘을 향상시키기 위해

환자:

- 앉은 자세에서 팔꿉관절을 90° 로 굽힘하고 아래팔을 완전하게 엎침한다. 그리고 손허리손가락 관절을 20° 로 굽힘한다. 제한지점까지 관절을 이동시킬 수 있다.

임상가:

- 동측에서 앉은 자세를 취한다.
- *고정손:* 엄지와 집게손가락 사이에 먼쪽 손허리뼈머리를 고정한다.
- *가동손:* 몸쪽 손가락바닥을 잡는다.

종속운동기법:

- 손등쪽 활주를 위해 힘을 위쪽 방향으로 적용하고, 손바닥쪽 활주를 위해 힘을 아래쪽 방향으로 적용한다.

생리적 운동이 동반된 종속운동 기법:

- 환자와 임상가는 위에서처럼 앉은 자세를 취한다.
- 환자가 손목손허리관절을 굽힘/폄할 때, 임상가는 손바닥쪽 활주와 손등쪽 활주를 유지한다.
- 다른 기법으로는, 손목손허리관절을 능동적으로 굽힘하고 폄하는 동안 안쪽활주와 가쪽활주를 적용하는 것이다.(MCP 관절의 안쪽 활주/가쪽 활주 참조.)

손목손허리관절(MCP)의
손등쪽 활주

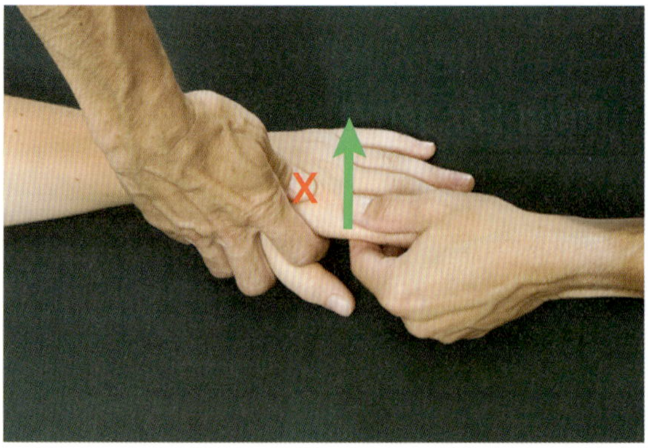

손목손허리관절(MCP)의
손바닥쪽 활주

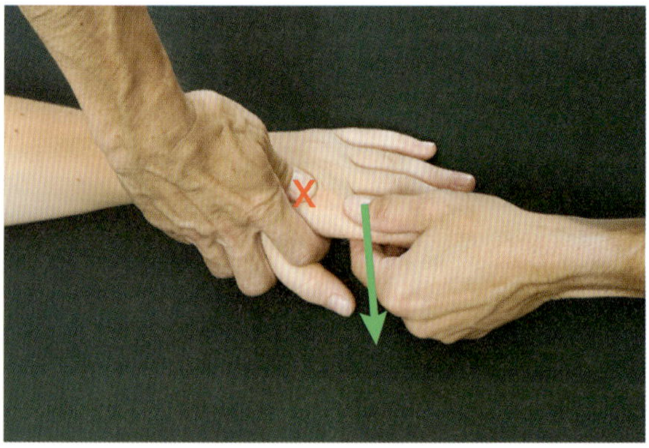

손허리손가락사이관절(MCP)의 안쪽 활주와 가쪽 활주

적응증:

- 안쪽 활주: 손가락 1, 2의 모음과 손가락 4,5의 벌림을 향상시키기 위해
- 가쪽 활주: 손가락 1, 2의 벌림과 손가락 4,5의 모음을 향상시키기 위해

환자:

- 앉은 자세에서 팔꿉관절을 90°로 굽힘하고 아래팔을 완전하게 엎침한다. 그리고 손허리손가락 관절을 20°로 굽힘한다. 제한지점까지 관절을 이동시킬 수 있다.

임상가:

- 동측에서 앉은 자세를 취한다.
- *고정손:* 엄지와 집게손가락 사이에 먼쪽 손허리뼈머리(중수골두, metacarpal head)를 고정한다.
- *가동손:* 몸쪽 손가락바닥을 잡는다.

종속운동기법:

- 안쪽 활주를 위해 힘을 안쪽 방향으로 적용하고, 가쪽 활주를 위해 힘을 가쪽 방향으로 적용한다.

생리적 운동이 동반된 종속운동 기법:

- 환자와 임상가는 위에서처럼 앉은 자세를 취한다.
- 환자가 손목손허리관절을 벌림/모음 혹은 굽힘/폄할 때, 임상가는 가쪽 활주와 안쪽 활주를 수행한다.

손목손허리관절(MCP)의
안쪽 활주

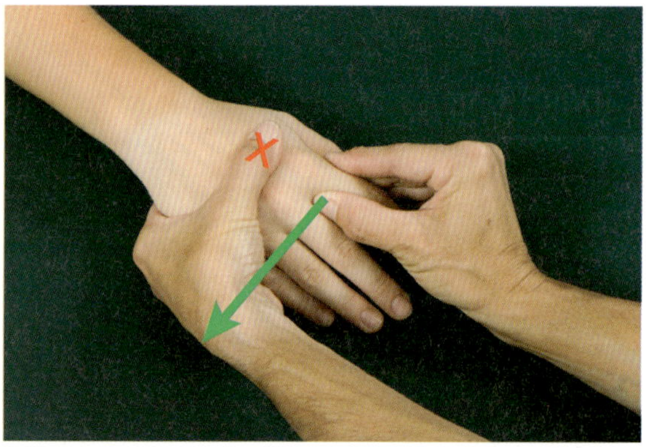

손목손허리관절(MCP)의
가쪽 활주

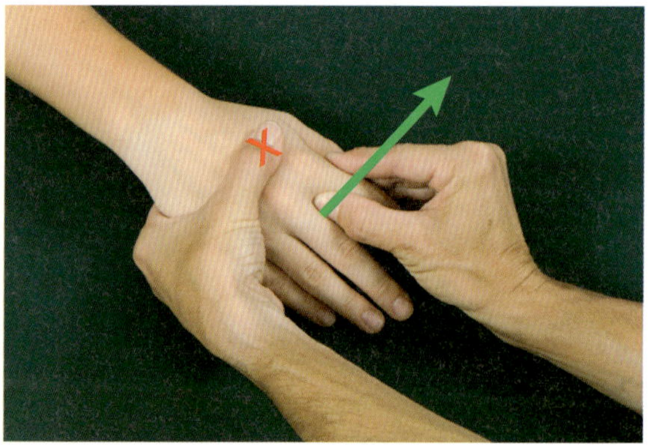

몸쪽/먼쪽 손가락사이관절(I/P)의 견인

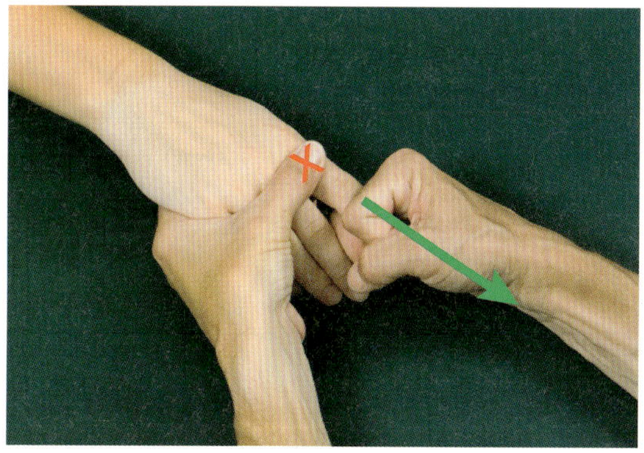

적응증:

- 모든 방향의 가동성을 향상시키기 위해

환자:

- 앉은 자세에서 팔꿉관절을 90° 로 굽힘하고, 아래팔을 완전하게 엎침한다. 그리고 손가락사이관절을 20° 로 굽힘한다. 제한지점까지 관절을 이동시킬 수 있다.

임상가:

- 동측에서 앉은 자세를 취한다.
- *고정손:* 엄지와 집게손가락 사이에 먼쪽 손가락을 고정한다.
- *가동손:* 먼쪽 손가락을 잡는다.

종속운동기법:

- 손가락의 긴축을 따라 힘을 적용한다.

생리적 운동이 동반된 종속운동 기법:

- 환자와 임상가는 위에서처럼 앉은 자세를 취한다.
- 환자가 손가락사이관절을 굽힘/폄할 때, 임상가는 견인력을 적용한 후, 그대로 유지한다.
- 다른 기법으로는, 몸쪽 손가락을 능동적으로 굽힘하고 폄하는 동안 안쪽활주와 가쪽활주를 적용하는 것이다.(손가락사이관절(IP)의 안쪽 활주/가쪽 활주 참조.)

몸쪽/먼쪽 손가락사이관절(I/P)의 손등쪽 활주와 손바닥쪽 활주

적응증:

- 손등쪽 활주와 손바닥쪽 활주(dorsal & volar glides)는 각각 손가락사이관절(지절간관절)의 폄과 굽힘을 향상시킨다.

환자:

- 앉은 자세에서 팔꿉관절을 90° 로 굽힘하고, 아래팔을 완전하게 엎침한다. 그리고 손가락사이관절을 20° 로 굽힘한다. 제한지점까지 관절을 이동시킬 수 있다.

임상가:

- 동측에서 앉은 자세를 취한다.
- *고정손:* 엄지와 집게손가락 사이에 몸쪽 손가락을 고정한다.
- *가동손:* 먼쪽 손가락을 잡는다.

종속운동기법:

- 손등쪽이나 손바닥쪽으로 힘을 적용한다.

생리적 운동이 동반된 종속운동 기법:

- 환자와 임상가는 위에서 처럼 앉은 자세를 취한다.
- 환자가 손가락사이관절을 굽힘/폄할 때, 임상가는 견인력을 적용한 후, 그대로 유지한다.
- 다른 기법으로는, 몸쪽손가락을 능동적으로 굽힘하고 폄하는 동안 안쪽활주와 가쪽활주를 적용하는 것이다.(손가락사이관절(IP)의 안쪽 활주/가쪽 활주 참조.)

몸쪽손가락사이관절(I/P)의
손등쪽 활주

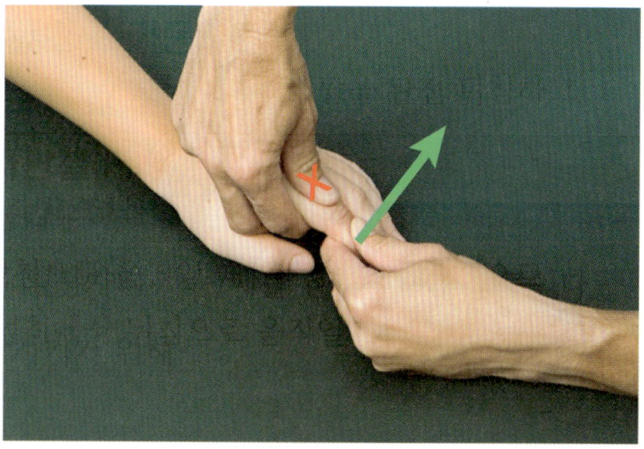

몸쪽손가락사이관절(I/P)
의 손바닥쪽 활주

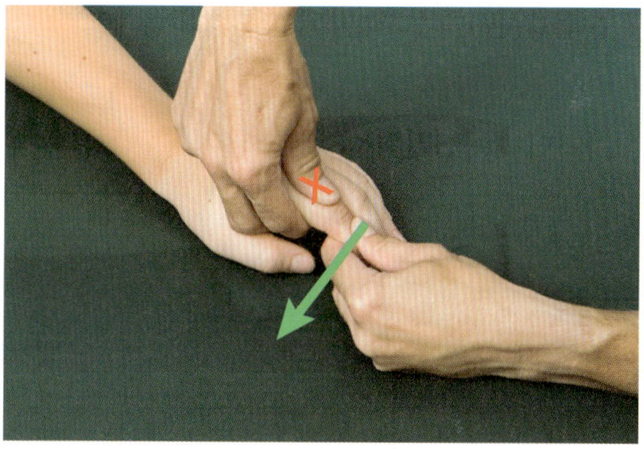

손가락사이관절(I/P)의 빠른 손바닥쪽 트러스트(thrust)

적응증:

- 손가락사이관절(I/P)의 위치 관계를 변화시키기 위해, 움직임을 제한하는 유착을 파괴하기 위해, 손가락사이관절의 전반적인 가동성을 향상시키기 위해

환자:

- 앉은 자세에서 손목을 굽힘 20° 한다. 이때 손가락의 힘을 뺀다.

임상가:

- 환자를 바로보고 선 자세를 취한다.
- 양손으로 환자의 손을 잡는다.
- 양손의 엄지를 겹치거나 양손의 엄지를 붙여서 가동시킬 손목뼈의 등쪽에 배치한다.
- 손가락으로 손을 감싸고, 손목의 움직임을 조절한다.

트러스트 기법:

- 약간 굽힘된 자세로부터, 손목을 펌시킨다. 그리고 가동범위의 끝지점에서 짧은 진폭과 빠른 속도의 트러스트를 손바닥쪽으로 적용한다.

빠른 속도로 적용되는
손가락사이관절(I/P)의
손바닥쪽 활주
트러스트: 시작 자세

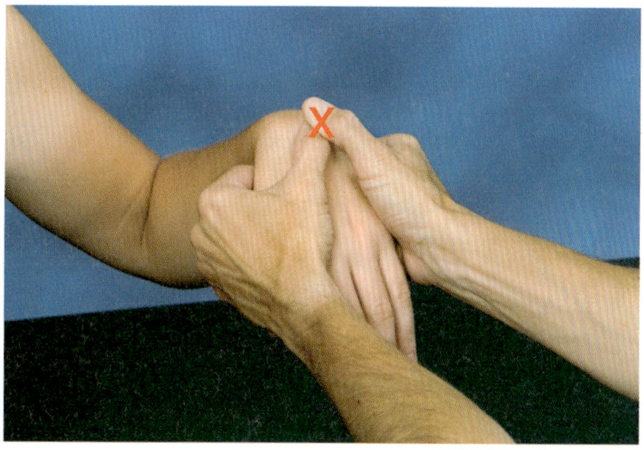

빠른 속도로 적용되는
손가락사이관절(I/P)의
손바닥쪽 활주
트러스트: 끝자세

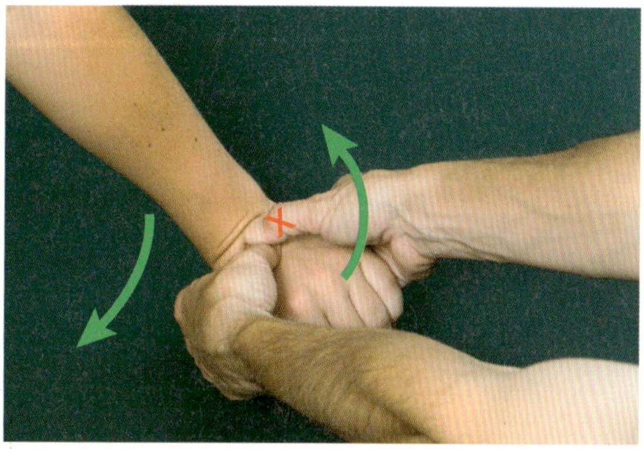

제 4 장

엉덩관절(Hip)

엉덩관절의 해부학(Anatomy of the Hip)

앞면

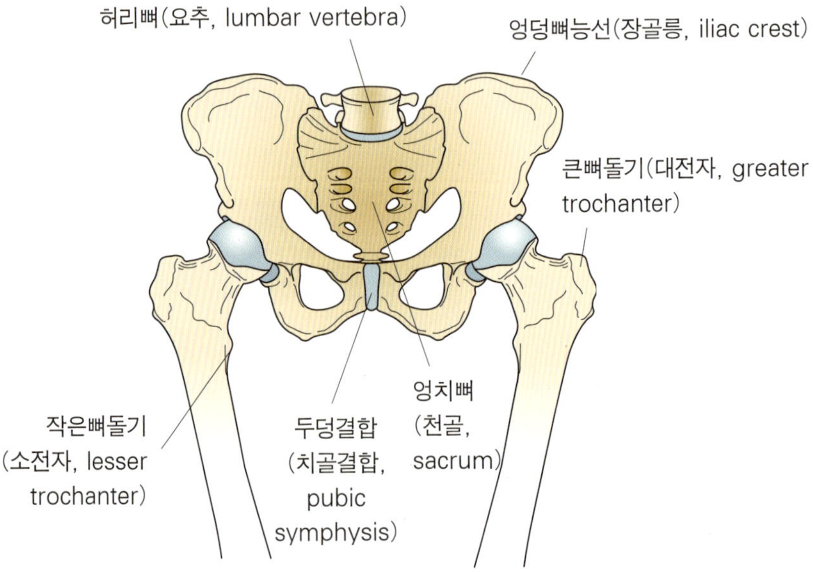

뒷면

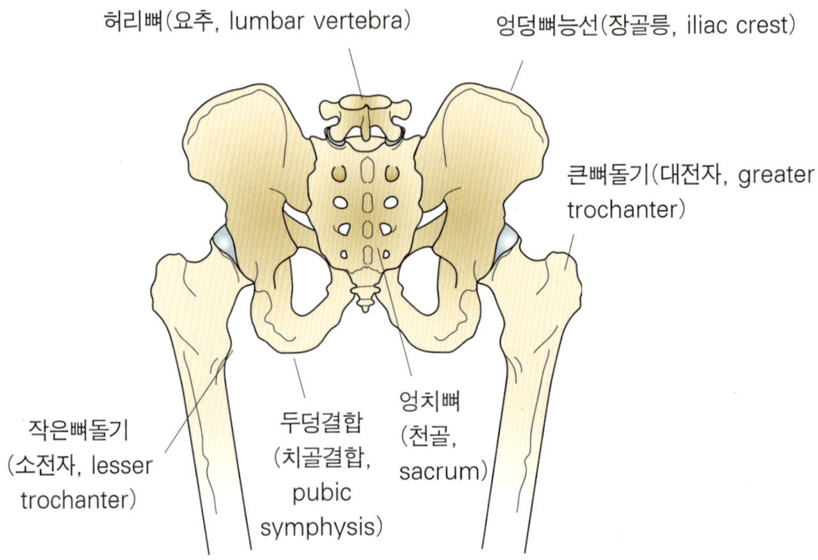

엉덩관절의 생리적 운동(뼈운동형상학적 운동)
(Physiologic (Osteokinematic) Motions of the Hip)

정상 ROM	열림 위치	잠김 위치	정상 끝느낌	관절주머니 패턴
굽힘=100° – 120° 폄=15° 벌림= 40° – 45° 안쪽돌림= 30° – 40° 가쪽돌림=40° – 50°	굽힘 30° 벌림 30° & 약간의 가쪽돌림	최대의 폄, 안쪽돌림 및 벌림	굽힘과 모음= 탄성이나 조직접촉 SLR= 탄성 폄과 벌림= 탄성/ 팽팽함 안쪽/가쪽돌림= 탄성/팽팽함	안쪽돌림 > 폄 > 벌림

엉덩관절의 종속운동(관절형상학적 운동)
(Accessory (Arthrokinematic) Motions of the Hip)

관절학	관절운동형상학	
오목면: 절구(acetabulum) **볼록면:** 넙다리뼈머리 (femoral head)	*엉덩관절 굽힘을 촉진하기 위해:* 넙다리뼈가 뒤쪽으로 축회전한다.	*엉덩관절 폄을 촉진하기 위해:* 넙다리뼈가 앞쪽으로 축회전한다.
	엉덩관절 벌림을 촉진하기 위해: 넙다리뼈가 골반에 대해 가쪽으로 축회전하고 안쪽으로 활주한다.	*엉덩관절 모음을 촉진하기 위해:* 넙다리뼈가 골반에 대해 안쪽으로 축회전하고 가쪽으로 활주한다.
	엉덩관절 안쪽돌림을 촉진하기 위해: 넙다리뼈가 골반에 대해 안쪽으로 구름하고 뒤쪽과 가쪽으로 활주한다.	*엉덩관절 가쪽돌림을 촉진하기 위해:* 넙다리뼈가 골반에 대해 가쪽으로 구름하고 앞쪽과 안쪽으로 활주한다.

엉덩관절의 가동 기법
(Hip Mobilization Techniques)

엉덩관절의 견인

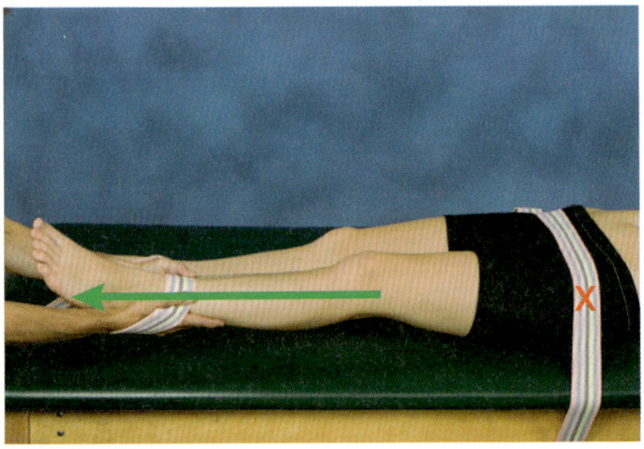

적응증:

■ 모든 방향의 가동성을 향상시키기 위해

환자:

■ 엉덩관절의 열림위치로 누운 자세를 취한다.

임상가:

■ 임상가는 환자를 바라보면서 일자로 선 자세를 취한다.

■ *고정손:* 벨트를 골반에 감고, 고정시킨다.

■ *가동손:* 양손으로 발목의 몸쪽 부위인 환자의 먼쪽 정강뼈/종아리뼈를 잡는다.
(만약 무릎관절에 문제가 있다면, 무릎 위쪽을 잡는다.)
손잡기를 돕기 위해 벨트를 이용할 수 있다.

종속운동기법:

■ 모든 손 잡기를 그대로 유지한 채, 임상가는 앞쪽 발에서 뒤쪽 발쪽으로 체중을 이동시킨다.

생리적 운동이 동반된 종속운동 기법:

■ 환자와 임상가는 동일한 자세를 취한다.

■ 환자와 임상가는 가장 제한이 큰 쪽으로 엉덩관절을 움직인다.

■ 임상가는 손잡기를 유지하고 견인을 적용한다.

엉덩관절의 아래쪽 활주

적응증:

- 엉덩관절의 굽힘을 향상시키기 위해

환자:

- 엉덩관절을 90° 로 굽힘하고 누운 자세를 취한다. 그리고 임상가의 어깨 위에 종아리를 올려 놓는다.(무릎을 굽힘한다.) 제한지점으로 이동시키기 위해 벌림/모음이나 가쪽돌림/안쪽돌림을 함께 한다.

임상가:

- 선 자세를 취한다. 그리고 어깨 위에 환자의 허벅지 뒤쪽을 올려놓고 환자의 머리를 바라본다.
- *고정손:* 벨트를 골반에 감고 고정시킨다.
- *가동손:* 몸쪽 넙다리뼈의 앞쪽면을 양손으로 잡는다. 가동벨트로 임상가의 허리를 둘러싸고, 또 임상가의 손잡기를 도와주기 위해 환자의 허벅지를 둘러감싼다.

종속운동기법:

- 양손으로 아래쪽 가동력을 적용한다. 가동벨트를 사용할 때는, 임상가가 자신의 체중을 이용하기 위해 몸통을 뒤쪽으로 기울일 수 있다.

생리적 운동이 동반된 종속운동 기법:

- 환자와 임상가는 동일한 자세를 취하고, 임상가는 모든 손잡기를 그대로 유지한다.
- 임상가는 구부정한 자세를 취한 상태에서, 자신의 어깨로 힘을 적용하는 한편, 반대 힘으로써 몸쪽 넙다리에 아랫방향의 힘을 적용한다.
- 가동시키는 동안, 환자는 엉덩관절을 더욱 굽힘한다.
- 수정 기법으로는, 가장 제한된 움직임을 알아내기 위해 다른 면 쪽으로 움직임을 일으켜 본다.

엉덩관절의 아래쪽 활주(inferior glide)

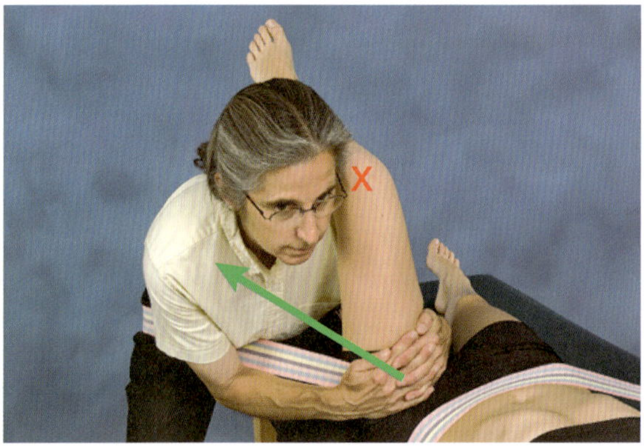

엉덩관절의 앞쪽 활주

적응증:

- 엉덩관절의 폄과 가쪽돌림을 향상시키기 위해

환자:

- 엉덩관절을 약간 굽힘, 벌림, 가쪽돌림을 하기 위해 테이블 가장자리 위에 엎드린 자세를 취한다. 이때 그 발을 반대쪽 종아리 위에 올려놓는다. (4자 모양) 제한지점까지 이동시킬 수도 있다.

임상가:

- 반대쪽에 선 자세를 취한다.
- *고정손:* 환자의 체중을 이용하여, 다리를 표면에 고정시킨다.
- *가동손:* 몸쪽 넙다리뼈의 뒤쪽면(엉덩이주름 바로 아래쪽)을 양손을 겹쳐서 배치한다. 팔을 편 상태로 앞가쪽 방향으로 가동시킨다.

종속운동기법:

- 팔을 편한 상태에서 앞가쪽 방향으로 힘을 적용한다.

생리적 운동이 동반된 종속운동 기법:

- 환자는 엉덩관절을 중립위나 제한지점까지 이동시킨 후 엎드린 자세를 취한다. 이때 무릎을 굽힘하고, 골반을 가동벨트로 테이블과 묶을 수 있다. 그리고 선 자세를 취할 때는, 환자의 몸쪽 넙다리의 뒤쪽면과 임상가의 허리에다 가동벨트를 둘러 감싼다.(임상가의 어깨를 감싼 가동벨트와 같은 방법으로 수행할 수 있다.)
- 임상가는 동측에 선 자세를 취한다. 한 손은 굽힘된 무릎을 지지하고, 다른 손은 몸쪽 넙다리의 뒤쪽면에 배치하고 가동시킨다.
- 엎드린 자세의 경우, 임상가는 앞쪽의 가동력을 그대로 유지하고, 환자는 엉덩관절을 더욱 폄 되도록 점진적으로 움직인다.

- 선 자세의 경우, 임상가는 앞쪽의 가동력을 그대로 유지하고, 환자는 몸통을 뒤쪽으로 굽히거나 발을 옆으로 옮겨, 돌림하고, 런지를 한다.

엉덩관절의 앞쪽 활주

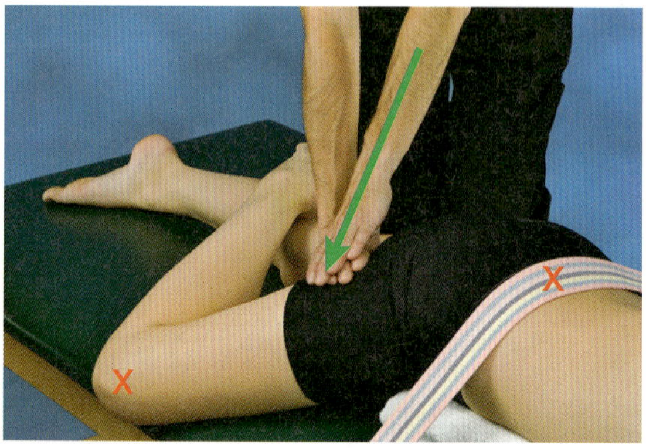

종속운동이 동반된
엉덩관절의 앞쪽 활주

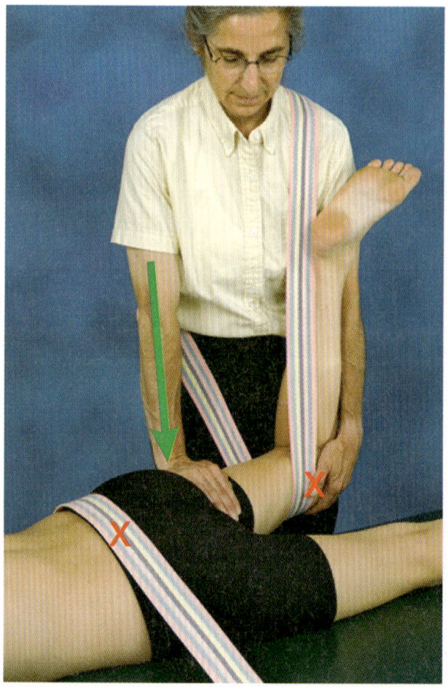

엉덩관절의 뒤쪽 활주

적응증:

- 엉덩관절의 굽힘과 안쪽돌림을 향상시키기 위해

환자:

- 엉덩관절을 90° 굽힘하고, 약간의 모음과 안쪽돌림을 한 채 누운 자세를 취한다. 그리고 무릎관절을 굽힘한다. 제한지점까지 엉덩관절을 이동시킬 수도 있다.

임상가:

- 힘의 적용방향에 따라 반대쪽이나 동측에 선 자세를 취한다.
- *고정손:* 환자의 체중을 이용하고, 엉덩관절의 몸쪽 부위인 궁둥뼈 뒤쪽면에 베개를 배치한다.
- *가동손:* 환자의 굽힘된 무릎관절을 양손으로 감싼다.

종속운동기법:

- 넙다리뼈의 긴축을 따라 뒤쪽 가동력을 적용한다.

생리적 운동이 동반된 종속운동 기법:

- 기법 1: 환자와 임상가는 동일한 자세를 취하고, 임상가는 환자의 굽힘된 무릎을 양손으로 감싼다. 혹은 선 자세일 때는, 가동벨트를 임상가의 허리와 환자의 몸쪽 넙다리의 앞쪽면을 서로 연결하여 감싼다.
- 기법 2: 누운 자세를 취하고, 환자는 점진적으로 엉덩관절의 굽힘을 증가시킨다. 이때 임상가는 뒤쪽의 가동력을 유지한다.
- 기법 3: 선 자세를 취하고, 환자는 몸통을 앞굽힘하거나 옆으로 발을 옮겨 돌리거나 런지를 수행한다. 이때 임상가는 가동벨트로 뒤쪽 가동력을 제공한다.

엉덩관절의 뒤쪽 활주

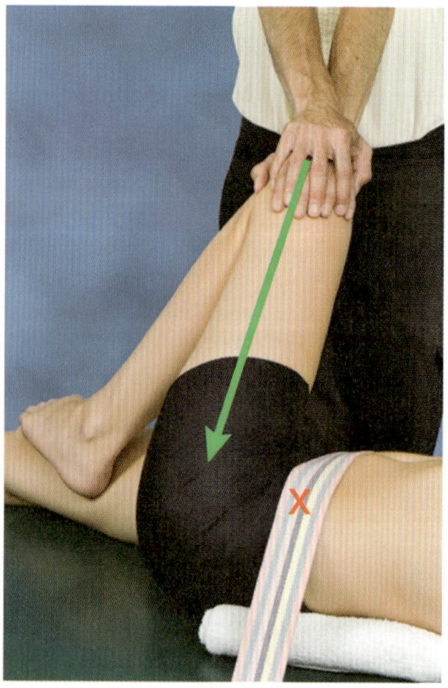

생리적 운동이 동반된
엉덩관절의 뒤쪽
활주 기법 3

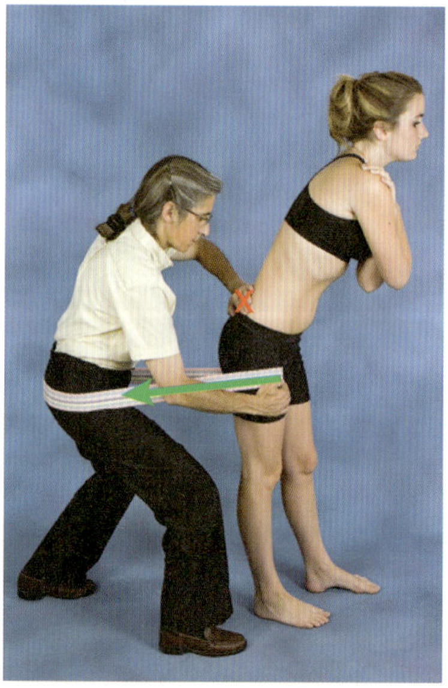

엉덩관절의 안쪽 활주

적응증:

- 엉덩관절의 벌림과 가쪽돌림을 향상시키기 위해

환자:

- 엉덩관절을 중립위로 하고 옆으로 눕거나 바로누운자세를 취한다. 제한지점까지 엉덩관절을 이동시킬 수도 있다.

임상가:

- 동측에 선 자세를 취한다.
- *고정손:* 무릎의 안쪽면을 잡고 다리를 지지한다.
- *가동손:* 몸쪽 넙다리뼈의 가쪽면 위에 손을 펼쳐서 배치한다.

종속운동기법:

- 무릎의 먼쪽을 고정할 때, 몸쪽손으로 안쪽 방향의 가동력을 적용한다.

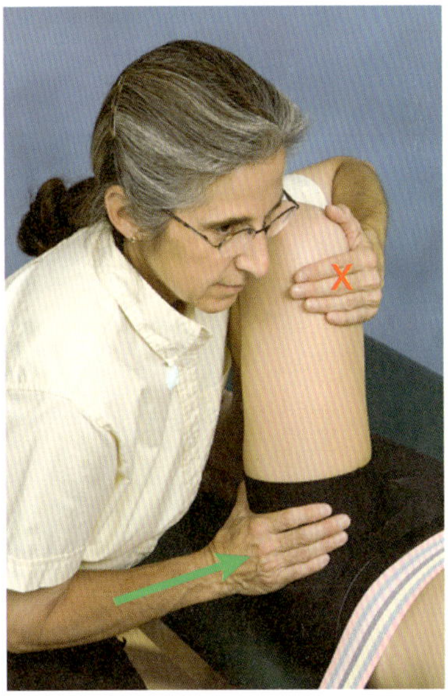

생리적 운동이 동반된 종속운동 기법

- 환자와 임상가는 동일한 자세의 손잡기를 유지한다.
- 임상가가 안쪽으로 가동력을 적용하고 있는 동안, 환자는 엉덩관절의 벌림이나 굽힘을 점차 증가시킨다.

엉덩관절의 가쪽 활주

적응증:

- 엉덩관절의 굽힘을 향상시키기 위해

환자:

- 엉덩관절을 중립위나 90° 굽힘된 자세로 눕는다.
  이때 가쪽돌림/안쪽돌림, 그리고 벌림과 모음을 다양하게 적용할 수 있다.
  그리고 선 자세를 취할 수도 있다. 제한지점까지 엉덩관절을 이동시킬 수도 있다.

임상가:

- 동측에 선 자세를 취한다.
- *고정손:* 무릎의 가쪽면을 잡는다. 만약 가동벨트를 사용한다면, 골반의 가쪽면을 잡는다.
- *가동손:* 몸쪽 넙다리뼈의 안쪽면 위에 손을 배치하거나, 가동벨트를 이용해서 임상가의 허리와 환자의 몸쪽 넙다리의 안쪽면을 서로 연결하여 감싼다.

종속운동기법:

- 몸쪽손이나 가동벨트를 이용해 가쪽 방향의 가동력을 적용한다.

생리적 운동이 동반된 종속운동 기법:

- 누운 자세일 때, 환자는 점차적으로 엉덩관절의 굽힘, 안쪽돌림 혹은 가쪽돌림을 증가시킨다. 이때 임상가는 가동벨트를 이용하여 가쪽 가동력을 계속 유지한다.
- 환자가 선 자세에서 앞과 뒤쪽의 런지, 엉덩관절의 안쪽돌림이나 가쪽돌림, 혹은 쭈그려 앉기 등을 실시한다. 이때 임상가는 몸쪽 넙다리의 안쪽에 적용된 가동벨트를 통해 가쪽 가동력을 계속 유지한다.

엉덩관절의 가쪽 활주

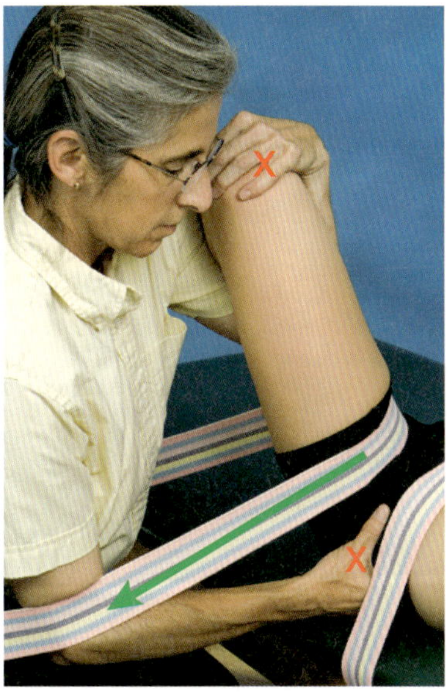

생리적 운동이 동반된
엉덩관절의 가쪽 활주

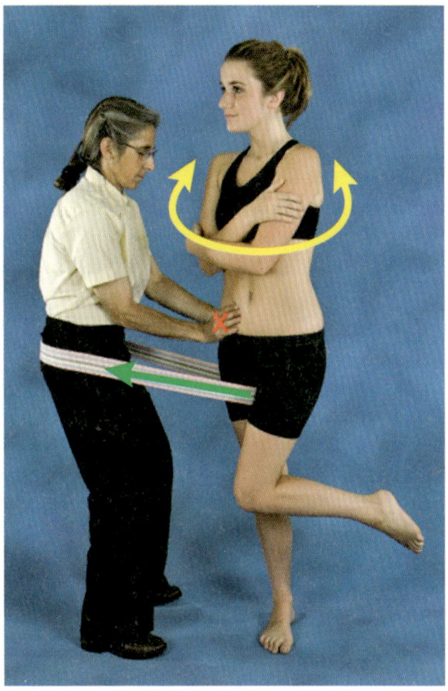

제 5 장

무릎관절(Knee)

무릎관절의 해부학(Anatomy of the Knee)

가쪽면

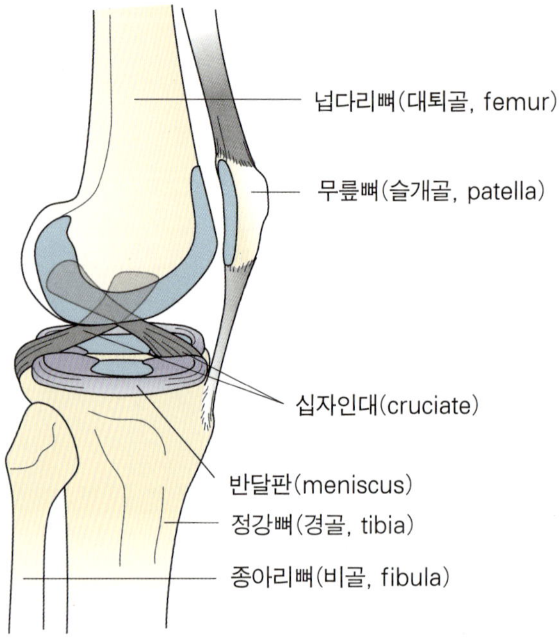

안쪽면

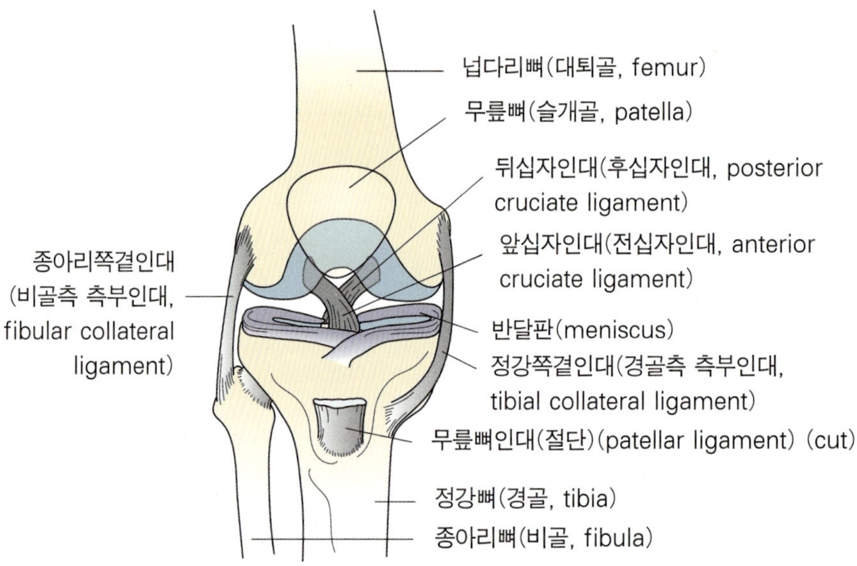

무릎관절의 생리적 운동(뼈운동형상학적 운동)
(Physiologic (Osteokinematic) Motions of the Knee)

관절	정상 ROM	열림 위치	잠김 위치	정상 끝느낌	관절주머니 패턴
정강넙다리관절 (tibiofemoral)	굽힘 > 130° 폄 = 10° 정강돌림 = 10°	굽힘 25°	최대의 폄과 정강뼈의 가쪽돌림	굽힘= 조직 압박 폄= 탄성/ 팽팽함	굽힘 > 폄
무릎넙다리관절 (patelofemoral)	먼쪽 활주= 5–7㎝ 안가쪽 활주는 무릎뼈 넓이의 1/2까지	굽힘 10°–20°	완전 굽힘		

무릎관절의 종속운동(관절형상학적 운동)
(Accessory (Arthrokinematic) Motions of the Knee)

관절학	관절운동형상학	
오목면: 정강뼈 고평부 **볼록면:** 넙다리뼈관절융기	*무릎 폄을 촉진하기 위해:* OKC = 정강뼈는 넙다리뼈에 대해 앞쪽으로 활주하고 구름한다. CKC = 넙다리뼈는 정강뼈에 대해 앞쪽으로 구르고, 뒤쪽으로 활주한다.	*무릎 굽힘을 촉진하기 위해:* OKC = 정강뼈는 넙다리뼈에 대해 뒤쪽으로 활주하고 구름한다. CKC = 넙다리뼈는 정강뼈에 대해 뒤쪽으로 구르고, 앞쪽으로 활주한다.

무릎관절의 가동 기법
(Knee Mobilization Techniques)
무릎넙다리관절(P/F)의 활주와 경사

적응증:

- 위쪽 활주(superior glide)는 무릎관절의 폄을 증가시키고, 아래쪽 활주(inferior glide)는 무릎관절의 굽힘을 증가시킨다.
- 안쪽 활주는 무릎의 안쪽돌림(IR)을 증가시키고, 가쪽 활주는 무릎의 가쪽돌림(ER)을 증가시킨다.
- 경사는 모든 무릎관절의 가동성을 증가시킨다.

환자:

- 무릎관절의 열림위치로 누운 자세를 취한다.

임상가:

- 환자 옆에서 선 자세를 취한다.
- 고정: 다리의 무게에 의해 이루어진다.
- *가동손*: 손갈퀴 부위를 무릎뼈에 배치한다.
  - 위쪽 활주는 무릎뼈의 아래쪽 극에 대고, 아래쪽 활주는 무릎뼈의 위쪽 극에 댄다.
  - 안쪽 활주는 무릎뼈의 가쪽면에 대고, 가쪽 활주는 무릎뼈의 안쪽면에 댄다.
  - 경사: 엄지를 무릎뼈의 위쪽면, 아래쪽면, 안쪽면, 혹은 가쪽면에 댄다.

종속운동기법:

- 활주(glide): 힘이 적용되는 방향으로 아래팔을 정렬시킨다. 그리고 다른 손으로 이를 보강해 준다.
- 경사(tilt): 무릎뼈의 극을 앞쪽으로 움직이고자 할 때, 무릎뼈에 위치한 손으로 힘을 뒤쪽 방향으로 적용한다.

생리적 운동이 동반된 종속운동 기법:

- OKC나 CKC에서 무릎을 능동적으로 폄할 때는 위쪽 활주를 실시하고, 무릎을 능동적으로 굽힘하고자 할 때는 아래쪽 활주를 수행할 수 있다.
- CKC에서 정강뼈 안쪽돌림을 할 때는 안쪽 활주를 수행하고, 가쪽돌림을 할 때는 가쪽 활주를 수행할 수 있다. 그리고 위에서처럼 폄을 할 때는 안쪽 활주를 수행하고, 굽힘을 할 때는 가쪽 활주를 수행한다.

무릎넙다리관절(P/F)의 아래쪽 활주

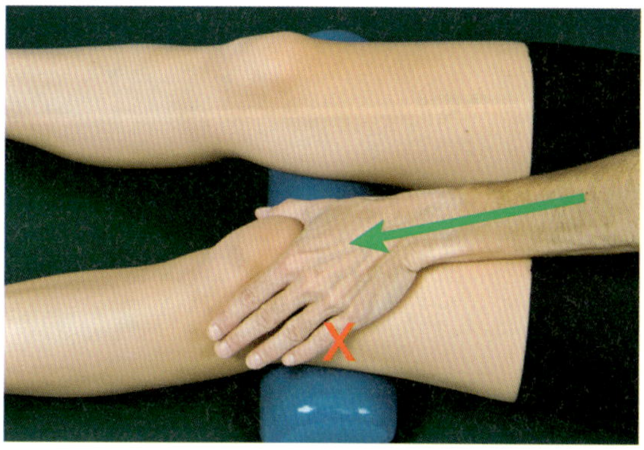

무릎넙다리관절(P/F)의 위쪽 활주

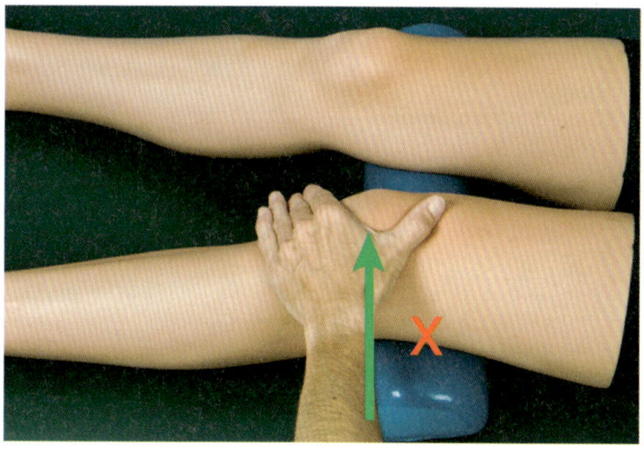

정강넙다리관절(T/F)의 견인

적응증:

■ 모든 무릎관절의 가동성을 향상시키기 위해

환자:

■ 무릎관절의 열림위치로 누운 자세를 취하거나, 제한지점까지 무릎관절을 굽히고 엎드린 자세를 취한다.

임상가:

■ 환자의 발쪽에 서서 환자의 발을 바라본다.

■ *고정손:* 누운 자세일 때, 먼쪽 허벅지를 베개 위에 고정하거나, 가동벨트를 사용한다. 엎드린 자세일 때는 허벅지의 뒤쪽면을 임상가의 팔꿈치로 고정한다.

■ *가동손:* 발목의 몸쪽 부위를 한 손이나 양쪽 손을 잡는다.

종속운동기법:

■ 누운 자세일 때, 한 손이나 양쪽 손으로 긴축을 따라 견인력을 제공한다.

■ 엎드린 자세일 때, 무릎을 폈을 때 임상가는 앞에서 기술한 방법대로 손잡기를 실시하고, 무릎을 굽혔을 때 손잡기를 그대로 유지한다. 정강뼈의 길이가 임상가의 아래팔 길이에 비해 효율적으로 감소할 때 견인력을 일으킨다. 이 절차를 수행하는 동안, 부가적인 견인력을 필요하지 않다.

생리적 운동이 동반된 종속운동 기법:

■ 임상가가 견인력을 적용하고 유지할 때, 환자는 앉은 자세에서 OKC의 무릎 굽힘과 폄을 수행한다.

누운 자세에서의
정강넙다리관절(T/F)의
견인

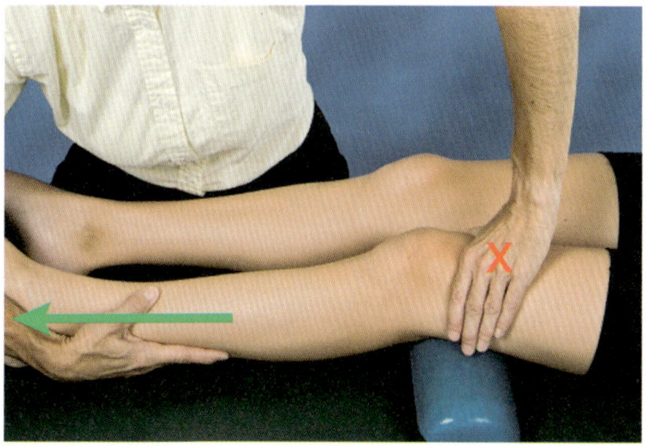

엎드린 자세에서의
정강넙다리관절(T/F)의
견인

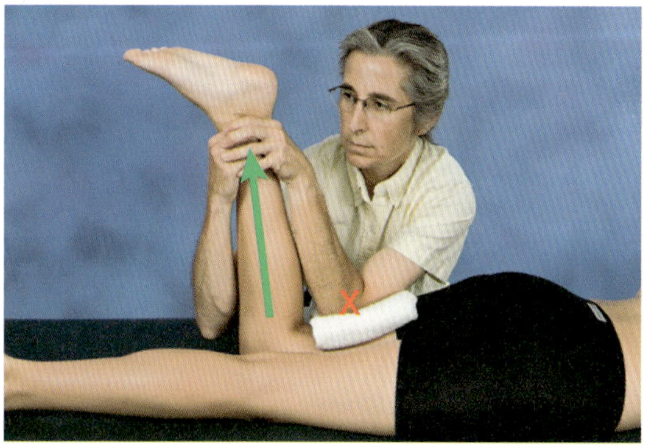

생리적 운동이 동반된
정강넙다리관절(T/F)의
견인

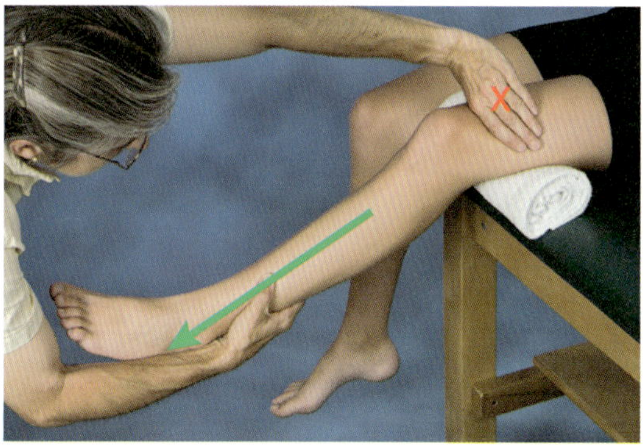

정강넙다리관절(T/F)의 앞쪽 활주

적응증:

- 무릎관절의 폄을 향상시키기 위해

환자:

- 무릎관절의 열림위치로 엎드린 자세를 취한다. 무릎뼈에 가해지는 압박을 줄이기 위해 무릎의 몸쪽 밑에 베개나 쐐기를 배치한다.
- 제한지점까지 무릎의 굽힘 각도를 다양하게 배치할 수 있다. 이때 지지를 위해 먼쪽 다리 밑에 베개를 배치한다.

임상가:

- 동측에 선 자세를 취한다.
- 기법 1: 엎드린 자세
  - *고정손:* 무릎 위치를 유지하기 위해 발목의 몸쪽 부위에 반대힘을 제공하거나, 만약 무릎이 90° 이상 굽힘되어 있다면, 임상가의 어깨 위에 환자의 종아리를 배치함으로써 고정을 제공한다.
  - *가동손:* 손꿈치를 무릎 바로 밑 부분인 정강뼈 몸쪽의 뒤쪽면에다 배치하고, 힘의 방향을 아래팔쪽으로 가한다. 만약 무릎관절이 90° 이상 굽힘되어 있으면, 양손으로 정강뼈 몸쪽을 잡는다.
- 기법 2: 누운 자세
  - *고정손:* 무릎 몸쪽의 앞쪽면에 머리쪽의 손을 배치한다.
  - *가동손:* 정강뼈 몸쪽의 뒤쪽면 밑에 발쪽의 손을 배치한다. 이때 아래팔로 정강뼈 먼쪽을 조절한다.

종속운동기법:

- 가동손으로 치료면과 평행하게 앞쪽 방향의 힘을 가한다.

생리적 운동이 동반된 종속운동 기법:

- 환자는 쭈그리고 선 자세에서 무릎을 굽힌다.
- 임상가는 가동벨트를 정강뼈 몸쪽의 뒤쪽면과 자신의 무릎을 서로 연결하여 감은 상태에서, 환자를 마주 보고 선 자세를 취한다.
- 임상가가 가동벨트로 앞쪽 활주를 적용하는 동시에, 넙다리에 놓인 몸쪽 손으로 뒤쪽 활주를 적용할 때, 환자는 쭈그려 선 자세에서 똑바른 서기 자세로 움직인다.

엎드린 자세에서의
정강넙다리관절(T/F)의 앞쪽 활주

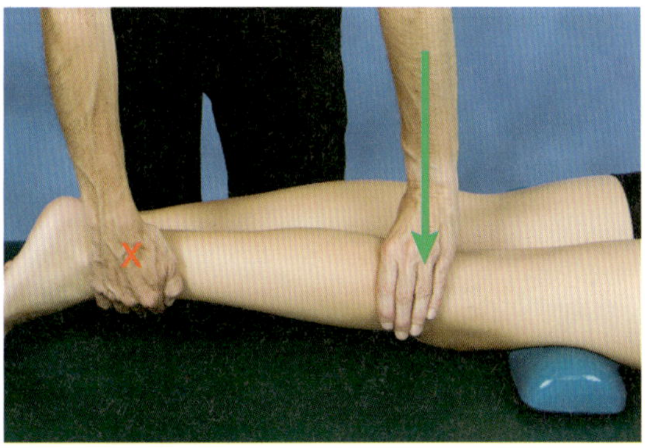

종속운동이 동반된
정강넙다리관절(T/F)의 앞쪽활주

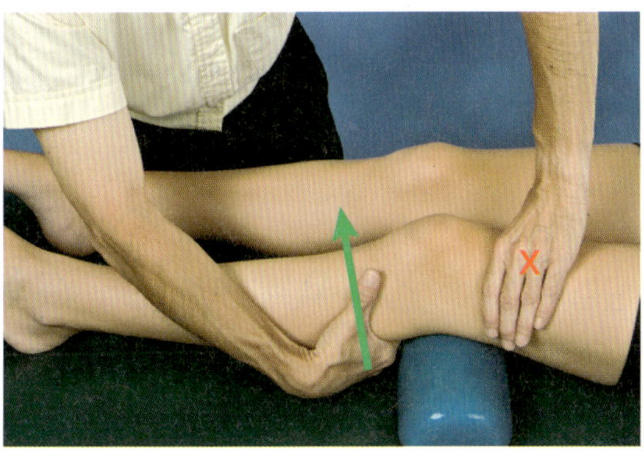

누운자세에서의
정강넙다리관절(T/F)의 견인

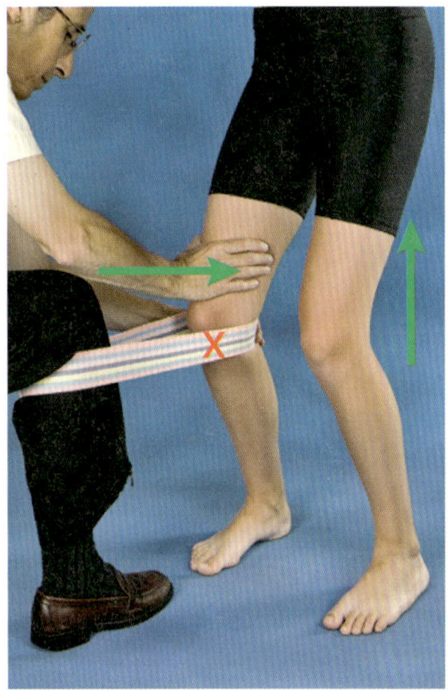

정강넙다리관절(T/F)의 뒤쪽 활주

적응증:

- 무릎관절의 굽힘을 향상시키기 위해

환자:

- 무릎관절의 열림위치로 누운 자세를 취한다.
  무릎관절의 몸쪽 부위에 베개나 쐐기를 배치한다.
- 제한지점까지 무릎의 굽힘 각도를 다양하게 배치할 수도 있다.

임상가:

- 동측에 선 자세를 취한다.
- *고정손:* 만약 무릎이 90° 이상 굽힘되어 있으면, 환자의 체중이나 베개를 이용해 넙다리의 먼쪽을 고정한다.
- *가동손:* 정강뼈 몸쪽의 앞쪽면에 손꿈치를 배치한다.

종속운동기법:

- 가동손으로 치료면과 평행하게 뒤쪽 방향의 힘을 적용한다.

생리적 운동이 동반된 종속운동 기법:

- 환자는 쭈그리고 선 자세에서 무릎을 굽힘한다.
- 임상가는 가동벨트를 정강뼈 몸쪽의 앞쪽면과 자신의 무릎을 서로 연결하여 감은 상태에서, 환자 뒤쪽에서 선 자세를 취한다.
- 임상가가 가동벨트로 뒤쪽 활주를 적용하면서 넙다리에 놓인 몸쪽손으로 앞쪽 활주를 적용할 때, 환자는 다시 쭈그리는 자세로 움직인다.

정강넙다리관절(T/F)의
뒤쪽 활주

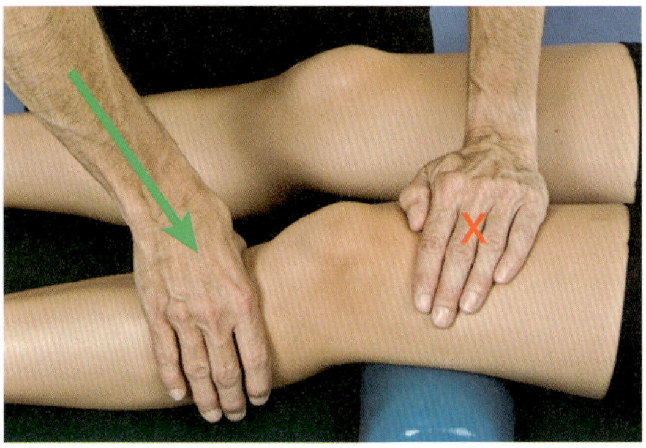

생리적 운동이 동반된
정강넙다리관절(T/F)의
뒤쪽 활주

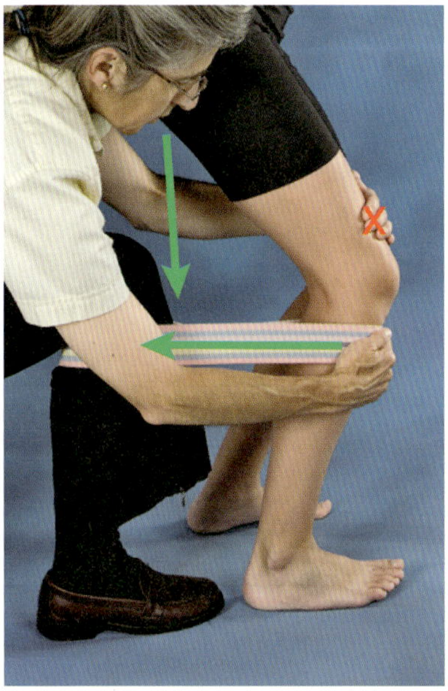

정강넙다리관절(T/F)의 안쪽 고평부와 가쪽 고평부의 앞쪽 활주

적응증:

- 안쪽 고평부의 앞쪽 활주는 정강뼈 가쪽돌림과 무릎의 굽힘을 향상시킨다.
- 가쪽 고평부의 앞쪽 활주는 정강뼈 안쪽돌림과 무릎의 굽힘을 향상시킨다.

환자:

- 무릎관절의 열림위치로 누운 자세를 취하고, 무릎 몸쪽에 베개나 쐐기를 배치한다.
- 제한지점까지 무릎의 굽힘 각도를 다양하게 배치할 수도 있다.

임상가:

- 동측에 선 자세를 취한다.
- *고정손:* 발목의 바로 몸쪽에 손을 배치하고, 무릎 위치를 유지하기 위해 반대힘을 제공한다. 그리고 만약 무릎이 90° 이상 굽혀졌다면, 임상가의 어깨 위에 종아리를 올려놓음으로써 고정시킨다.
- *가동손:* 손꿈치를 무릎 바로 아래인 정강뼈 관절융기의 몸쪽 안쪽이나 몸쪽 가쪽의 뒤쪽면에 배치한다. 만약 무릎이 90° 이상 굽힘되어 있다면, 양 손을 정강뼈 몸쪽에 배치한다.

종속운동기법:

- 가동손으로 안쪽 관절융기와 가쪽 관절융기를 통해 앞쪽 방향으로 힘을 가한다. 그러나 무릎의 위치(치료면과 평행하게)에 따라 바뀔 수도 있다.
- 만약 양손을 이용한다면, 한손으로는 앞쪽 방향의 가동력을 제공하고, 다른 손으로는 뒤쪽 방향의 가동력을 제공한다.

생리적 운동이 동반된 종속운동 기법:

- 환자는 런지 자세를 취하는 것처럼, 치료할 발을 스툴 위에 올려 놓는다.
- 임상가는 정강뼈와 종아리뼈의 몸쪽에 양 손을 배치한다.
- 환자가 무릎을 굽힘하듯이 앞으로 런지를 하고 있을 때, 가쪽 관절융기에서는 앞쪽 방향의 힘을 가하고, 안쪽 관절융기에서는 뒤쪽 방향의 힘을 가한다.

정강넙다리관절(T/F)의 가쪽 고평부의 앞쪽 활주

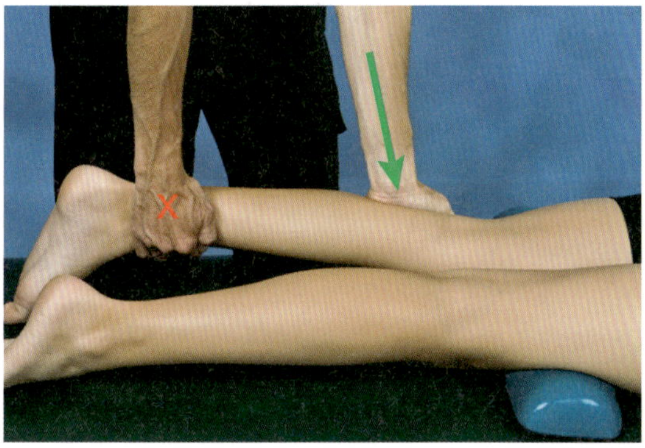

생리적 운동이 동반된 정강넙다리관절(T/F)의 가쪽 고평부의 앞쪽 활주

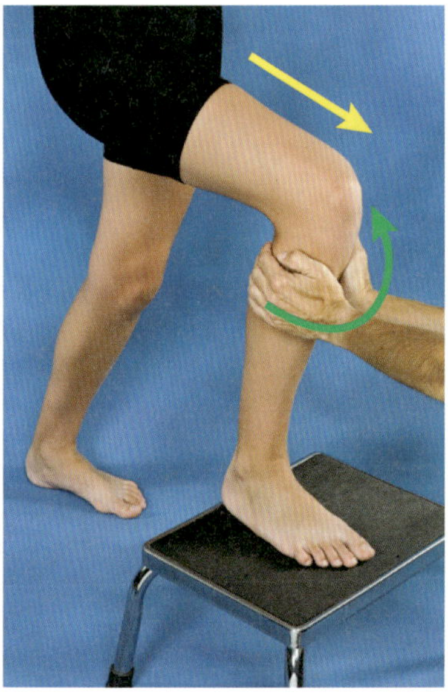

정강넙다리관절(T/F)의 안쪽 고평부와 가쪽 고평부의 뒤쪽 활주

적응증:

- 안쪽 정강뼈 관절융기의 뒤쪽 활주는 정강뼈 안쪽돌림과 무릎의 굽힘을 향상시킨다.
- 가쪽 정강뼈 관절융기의 뒤쪽 활주는 정강뼈 가쪽돌림과 무릎의 폄을 향상시킨다.

환자:

- 무릎관절의 열림위치로 누운 자세를 취하고, 무릎 몸쪽에 베개나 쐐기를 배치한다.
- 제한지점까지 무릎의 굽힘 각도를 다양하게 배치할 수도 있다.

임상가:

- 동측에 선 자세를 취한다.
- *고정손:* 베개로 넙다리뼈 먼쪽을 고정하거나, 만약 무릎이 90° 이상 굽혀졌다면, 환자의 체중을 이용해 고정시킨다.
- *가동손:* 손꿈치를 무릎 바로 아래인 정강뼈의 안쪽 관절융기나 가쪽 관절융기의 앞쪽에 배치한다. 만약 무릎이 90° 이상 굽힘되어 있다면, 양 손을 정강뼈 몸쪽에 배치한다.

종속운동기법:

- 가동손으로 안쪽 관절융기와 가쪽 관절융기를 통해 뒤쪽 방향으로 힘을 가한다. 그러나 무릎의 위치(치료면과 평행하게)에 따라 바뀔 수도 있다.
- 만약 양손을 이용한다면, 한손으로는 뒤쪽 방향의 가동력을 제공하고, 다른 손으로는 앞쪽 방향의 가동력을 제공한다.

생리적 운동이 동반된 종속운동 기법:

- 환자는 런지 자세를 취하는 것처럼, 치료할 발을 스툴 위에 올려놓는다.
- 임상가는 정강뼈와 종아리뼈의 몸쪽에 양 손을 배치한다.
- 환자가 무릎을 펴하듯이 앞으로 런지를 하고 있을 때, 가쪽 관절융기에서는 앞쪽 방향의 힘을 가하고, 안쪽 관절융기에서는 뒤쪽 방향의 힘을 가한다.

정강넙다리관절(T/F)의
안쪽 고평부의
뒤쪽 활주

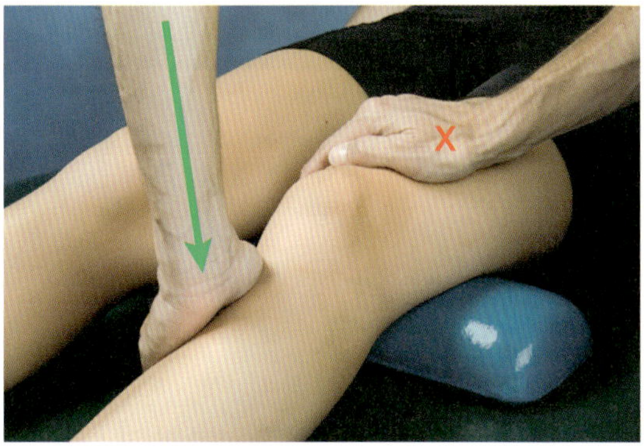

생리적 운동이 동반된
정강넙다리관절(T/F)의
안쪽 고평부의
뒤쪽 활주

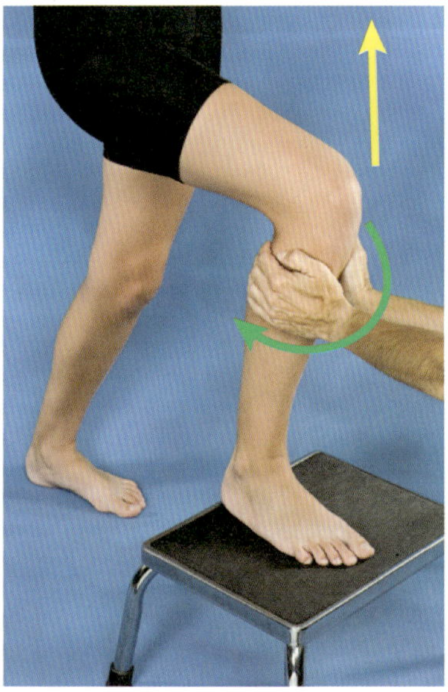

몸쪽 정강종아리관절의 앞쪽 활주와 뒤쪽 활주

적응증:

- 앞쪽 종아리뼈 활주와 뒤쪽 정강뼈 활주는 무릎관절의 굽힘을 증가시킨다.
- 뒤쪽 종아리뼈 활주와 앞쪽 정강뼈 활주는 무릎관절의 폄을 증가시킨다.

환자:

- 무릎관절의 열림위치로 누운 자세를 취하고, 무릎 몸쪽에 베개나 쐐기를 배치한다.
- 제한지점까지 무릎의 굽힘 각도를 다양하게 배치할 수도 있다.

임상가:

- 동측에 선 자세를 취한다.
- *고정손:* 벨트로 베개 위에 놓인 넙다리뼈 먼쪽을 고정한다.
- *가동손:* 앞가쪽 가동술을 위해, 손가락으로 종아리뼈머리의 뒤쪽면을 잡고, 뒤안쪽 가동술을 위해, 손꿈치를 종아리뼈머리의 앞쪽면에 배치한다.

종속운동기법:

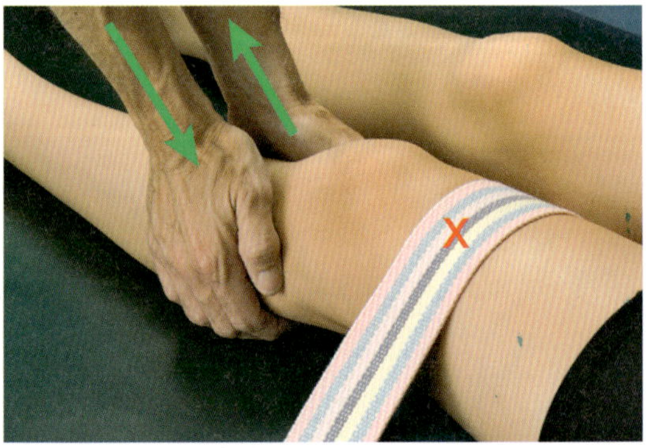

- 굽힘을 위해, 한쪽 가동손으로 종아리뼈머리를 앞가쪽 방향으로 힘을 적용하고, 다른쪽 가동손으로 정강뼈를 뒤안쪽으로 힘을 적용한다.
- 굽힘을 위해, 한쪽 가동손으로 종아리뼈머리를 뒤가쪽 방향으로 힘을 적용하고, 다른쪽 가동손으로 정강뼈를 앞안쪽으로 힘을 적용한다.

정강넙다리관절(T/F)의 빠른 굽힘 트러스트

적응증:

- 가동성을 증가시키기 위해, 그리고 무릎관절의 굽힘 가동범위의 결손과 연관된 증상을 감소시키기 위해

환자:

- 무릎을 굽힘하고 누운 자세를 취한다. 이때 임상가는 환자의 발을 지지한다.

임상가:

- 동측에 선 자세를 취한다.
- *고정손:* 받침점을 만들기 위해 손가락을 무릎 뒤주름에 배치하고, 정강뼈와 종아리뼈의 뒤쪽면을 잡는다.
- *고정손:* 발목의 바로 몸쪽인 종아리 먼쪽을 잡는다.

트러스트 기법:

- 고정손으로 받침점을 유지하는 동안, 최대 범위를 위해 가동손으로 무릎을 굽힘시킨다.
- 가동범위의 끝지점에 저항이 적용되면, 고정손의 받침점에 대항해 무릎 굽힘의 각도를 증가시키는 방향으로 무릎을 빠르게 움직이는 트러스트를 적용한다.

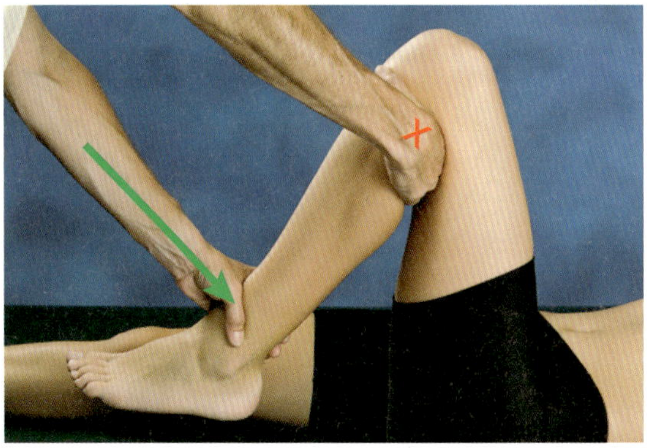

제 6 장

발목관절과 발(Ankle & Foot)

발목과 발의 해부학(Anatomy of the Ankle & Foot)

발등쪽면

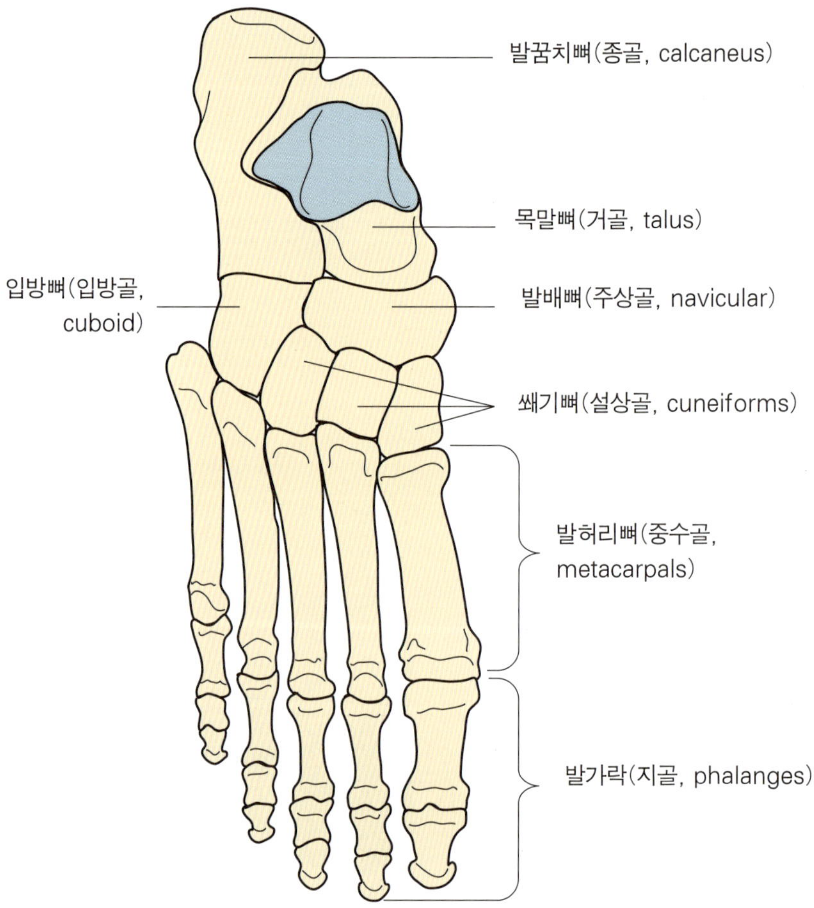

가쪽면

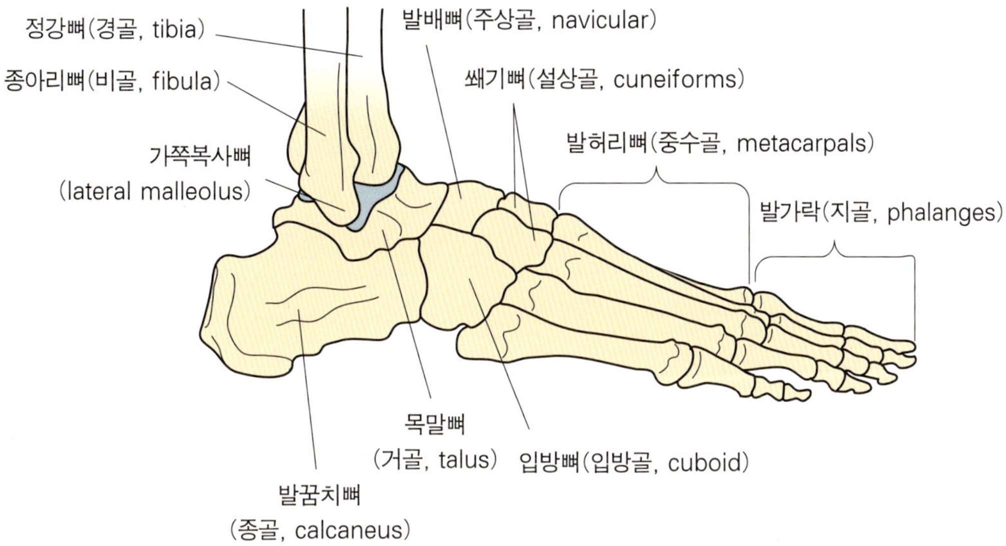
정강뼈(경골, tibia)
종아리뼈(비골, fibula)
가쪽복사뼈
(lateral malleolus)
발배뼈(주상골, navicular)
쐐기뼈(설상골, cuneiforms)
발허리뼈(중수골, metacarpals)
발가락(지골, phalanges)
목말뼈
(거골, talus)
입방뼈(입방골, cuboid)
발꿈치뼈
(종골, calcaneus)

안쪽면

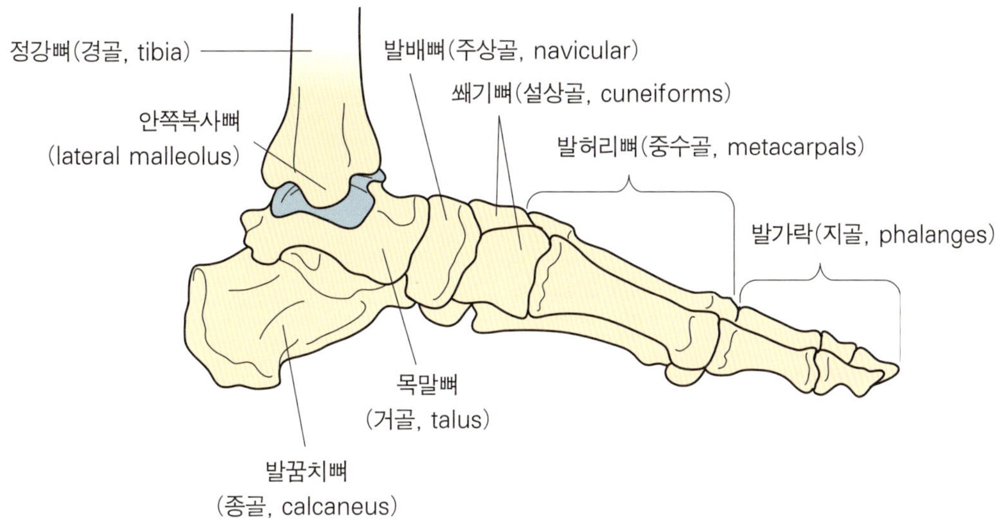
정강뼈(경골, tibia)
안쪽복사뼈
(lateral malleolus)
발배뼈(주상골, navicular)
쐐기뼈(설상골, cuneiforms)
발허리뼈(중수골, metacarpals)
발가락(지골, phalanges)
목말뼈
(거골, talus)
발꿈치뼈
(종골, calcaneus)

발목과 발의 생리적 운동(뼈운동형상학적 운동) (Physiologic (Osteokinematic) Motions of the Ankle & Foot)

관절	정상 ROM	열림 위치	잠김 위치	정상 끝느낌	관절주머니 패턴
발목관절 (talocrural)	발등굽힘= 20° 발바닥굽힘= 30°–50° 안쪽번짐= 10°–30° 가쪽번짐= 10°–20°	발바닥 굽힘 10°	최대 발등굽힘	모든 면에서 탄성(조직 신장)	발바닥굽힘 > 발등굽힘
목말밑관절 (subtalar)	안쪽번짐/모음= 5°–12° 가쪽번짐/벌림= 20°–30°	완전 엎침	완전 뒤침	모든 면에서 탄성 (조직 신장)	안쪽번짐 > 가쪽번짐
중간 발목관절 (midtarsal)	안쪽/가쪽번짐= 10° 벌림/발등굽힘= 10° 모음/발바다굽힘= 20°	벌림	모음	모든 면에서 탄성(조직 신장)	
발목발허리 관절(TMT)	발등굽힘= 20° 발바닥굽힘= 10°	엎침	뒤침	관절주머니	
첫 번째(1st) MTP	굽힘= 75° 폄= 35°	폄 5–10°	최대 폄	관절주머니	폄 > 굽힘
2–5 MTP	굽힘= 75° 폄= 35°	약간 굽힘	최대 폄	굽힘/폄= 관절주머니, 탄성	폄 ≥ 굽힘
IP	굽힘= 110° 폄= 25°	약간 굽힘	최대 폄	벌림/모음 인대성 굽힘/폄= 관절주머니, 탄성 벌림/모음 인대성	

발목과 발의 종속운동(관절형상학적 운동)
(Accessory (Arthrokinematic) Motions of the Ankle & Foot)

	관절학	관절운동형상학	
발목관절	오목면: 정강뼈/종아리뼈 먼쪽 볼록면: 목말뼈	*발목의 발등굽힘을 촉진하기 위해:* OKC: 목말뼈는 정강뼈에 대해 앞쪽으로 구름하고 뒤쪽으로 활주한다. CKC: 정강뼈는 앞쪽으로 구름하고 활주한다.	*발목의 발바닥굽힘을 촉진하기 위해:* OKC: 목말뼈는 정강뼈에 대해 뒤쪽으로 구름하고 앞쪽으로 활주한다. CKC: 정강뼈는 뒤쪽으로 구름하고 활주한다.
목말밑관절	오목면: 발꿈치뼈의 앞쪽오목과 목말뼈 뒤쪽 볼록면: 발꿈치뼈의 뒤쪽오목과 목말뼈 앞쪽	*안쪽번짐을 촉진하기 위해:* OKC: 발꿈치 뒤쪽오목이 가쪽으로 구름하고 활주하는 동안, 발꿈치 앞쪽오목은 안쪽으로 구름하고 활주한다. CKC: 목말뼈는 발꿈치 뒤쪽오목에 대해 안쪽으로 구름하고 활주하는 동안, 목말뼈는 발꿈치 앞쪽오목에 대해 가쪽으로 구름하고 활주한다.	*가쪽번짐을 촉진하기 위해:* OKC: 발꿈치 뒤쪽오목이 안쪽으로 구름하고 활주하는 동안, 발꿈치 앞쪽오목은 가쪽으로 구름하고 활주한다. CKC: 목말뼈는 발꿈치 뒤쪽오목에 대해 가쪽으로 구름하고 활주하는 동안, 목말뼈는 발꿈치 앞쪽오목에 대해 안쪽으로 구름하고 활주한다.
MTP	오목면: 발가락 볼록면: 발허리뼈	*굽힘을 촉진하기 위해:* 발가락은 발허리뼈에 대해 발바닥쪽으로 구름하고 활주한다.	*폄을 촉진하기 위해:* 발가락은 발허리뼈에 대해 발등쪽으로 구름하고 활주한다.
IP	오목면: 먼쪽 발가락 볼록면: 몸쪽 발가락	*굽힘을 촉진하기 위해:* 먼쪽발가락은 몸쪽발가락에 대해 발바닥쪽으로 구름하고 활주한다.	*폄을 촉진하기 위해:* 먼쪽발가락은 몸쪽발가락에 대해 발등쪽으로 구름하고 활주한다.

발목과 발의 가동 기법
(Ankle & Foot Mobilization Techniques)

먼쪽 정강종아리관절의 활주

적응증:

- 발목다리관절의 모든 가동성을 향상시키기 위해

환자:

- 누운 자세에서 발을 테이블 위에 중립위로 유지한다.
- 누운 자세에서는 뒤쪽 활주를 하고, 엎드린 자세에서는 앞쪽 활주를 한다.

임상가:

- 환자의 발쪽에서 서서 그 발을 쳐다본다.
- *고정손:* 정강뼈/종아리뼈를 "룸브리칼 그립"으로 잡는다.
- *가동손:* 손꿈치를 정강뼈/종아리뼈의 먼쪽에 배치한다.

종속운동기법:

- 정강뼈를 고정할 때, 뒤쪽 활주 앞쪽 활주를 종아리뼈에 적용한다.
- 종아리뼈를 고정할 때, 뒤쪽 활주 앞쪽 활주를 정강뼈에 적용한다.

생리적 운동이 동반된 종속운동 기법:

- 환자와 임상가는 앞의 자세와 똑같은 자세를 취한다.
- 정강뼈/종아리뼈에 앞쪽 활주나 뒤쪽 활주가 가해지는 동안, 능동 혹은 수동의 발등굽힘을 일으킨다.
- 능동 혹은 수동의 안쪽번짐이 일어나는 동안, 가동범위의 끝지점에서 종아리뼈를 뒤쪽 활주시킨다.

먼쪽 정강종아리관절의 활주

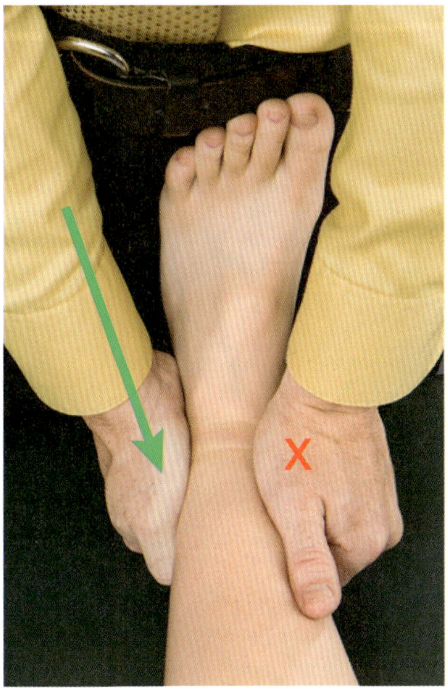

생리적 운동이 동반된
먼쪽 정강종아리관절의 활주

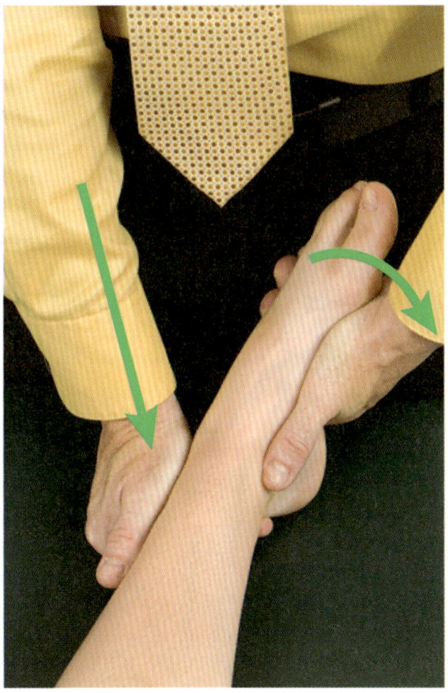

발목다리관절의 견인

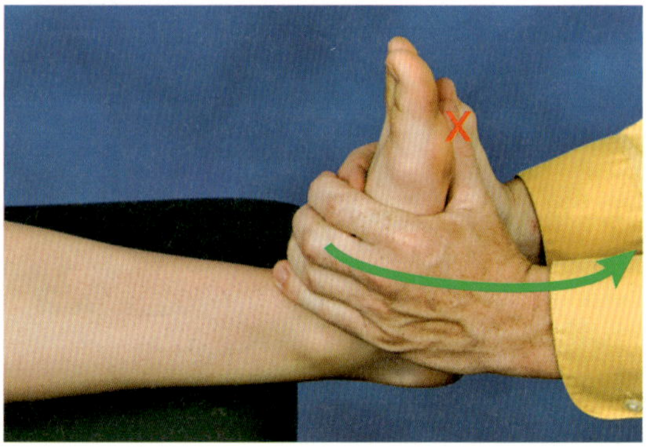

적응증:

- 발목다리관절의 모든 가동성을 향상시키기 위해

환자:

- 발을 테이블 밖으로 내어놓고 누운 자세를 취한다.

임상가:

- 환자의 발쪽에서 서서 그 발을 쳐다본다.
- *고정손:* 먼쪽 다리를 고정하기 위해 환자의 체중과 가동 벨트를 이용할 수 있다.
- *가동손:* 손가락을 발등과 목말뼈 앞쪽 사이에 배치한다. 이때 엄지는 발바닥에 놓고 양쪽 아래팔을 나란하게 배치한다. 손잡기를 도와주기 위해 가동벨트를 이용할 수 있다.

종속운동기법:

- 목말뼈 위에 놓인 손을 통해, 임상가의 몸통을 뒤쪽으로 기울이면서 견인력을 제공한다.

생리적 운동이 동반된 종속운동 기법:

- 환자와 임상가는 앞의 자세와 똑같은 자세를 취한다.
- 발목을 발등굽힘할 때, 목말뼈 위에 놓인 양 손이 받침점이 된다.

발목다리관절의 뒤쪽 활주

적응증:

- 발목다리관절의 발등굽힘을 향상시키기 위해

환자:

- 발을 테이블 밖으로 내어놓고 누운 자세를 취한다.

임상가:

- 환자의 발쪽에서 서서 그 발을 쳐다본다.
- *고정손:* 임상가는 손으로 발꿈치를 컵모양(cupping)으로 감싸며 다리의 먼쪽을 고정한다.
- *가동손:* 손갈퀴를 목말뼈 앞쪽에 배치한다.

종속운동기법:

- 목말뼈에 뒤쪽 방향의 힘을 적용한다.

생리적 운동이 동반된 종속운동 기법:

- 환자는 런지 자세를 취한다. 즉, 치료받을 발을 앞으로 내밀어 스툴 위에 올려 놓는다.
- 임상가는 환자 앞에 무릎을 꿇은 자세로, 목말뼈 앞쪽면 위에 양손을 겹쳐서 손갈퀴 부위를 배치한다.
- 환자는 발꿈치를 지면에 그대로 붙인 상태로, 천천히 체중을 앞쪽 발로 이동시킨다. 이때 임상가는 목말뼈에 뒤쪽 방향의 힘을 가한다.
- 임상가는 부가적인 힘을 제공하기 위해 가동벨트를 이용할 수 있다. 가동벨트는 임상가의 엉덩이와 환자의 종아리 먼쪽을 연결하여 둘러감싼다.

발목다리관절의
뒤쪽 활주

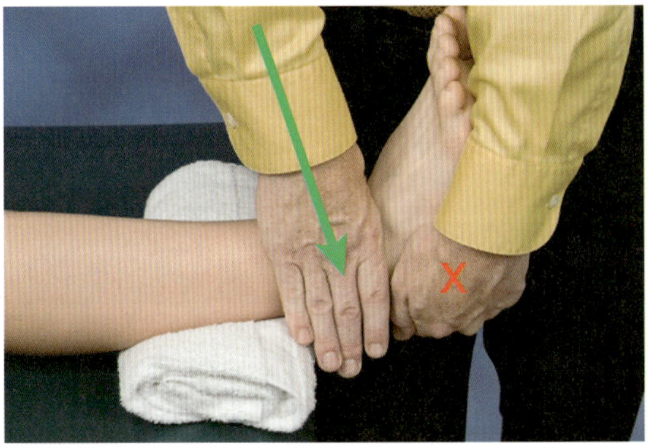

생리적 운동이 동반된
발목다리관절의
뒤쪽 활주

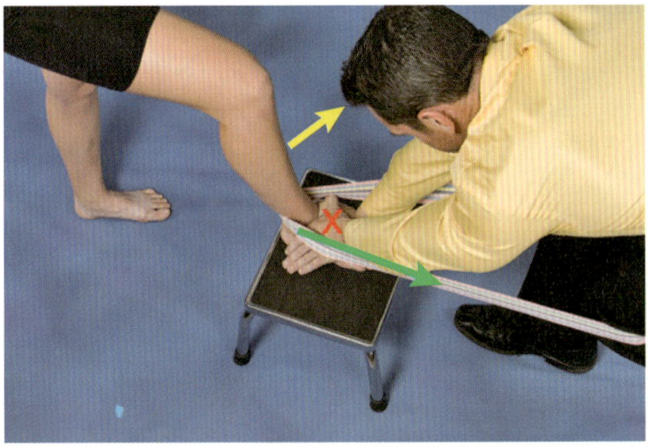

발목다리관절의 앞쪽 활주

적응증:

- 발목다리관절의 발바닥굽힘을 향상시키기 위해

환자:

- 기법 1: 발을 테이블 밖으로 내어놓고, 누운 자세를 취한다.
- 기법 2: 엉덩관절과 무릎관절을 굽힘하고, 누운 자세를 취한다.

임상가:

- 기법 1:
  - *고정손:* 임상가는 다리의 먼쪽을 고정한다.
  - *가동손:* 손갈퀴 부위로 목말뼈/발꿈치뼈의 뒤쪽 면을 잡는다.
- 기법 2:
  - *고정손:* 임상가는 정강뼈/종아리뼈를 고정한다.
  - *가동손:* 임상가는 손갈퀴 부위로 목말뼈 앞쪽을 잡는다.

종속운동기법:

- 기법 1: 목말뼈를 가동시키기 위해 발꿈치에 배치된 가동손으로 앞쪽 방향의 힘을 적용한다.
- 기법 2: 몸쪽손으로 목말뼈에 앞쪽 방향의 힘을 적용한다.

생리적 운동이 동반된 종속운동 기법:

- 환자와 임상가는 앞의 자세와 똑같은 자세를 취한다.
- 발을 발바닥굽힘하는 동안, 임상가는 앞쪽 방향의 힘을 발꿈치에 적용한다.

발목다리관절의 앞쪽 활주 :
기법 1

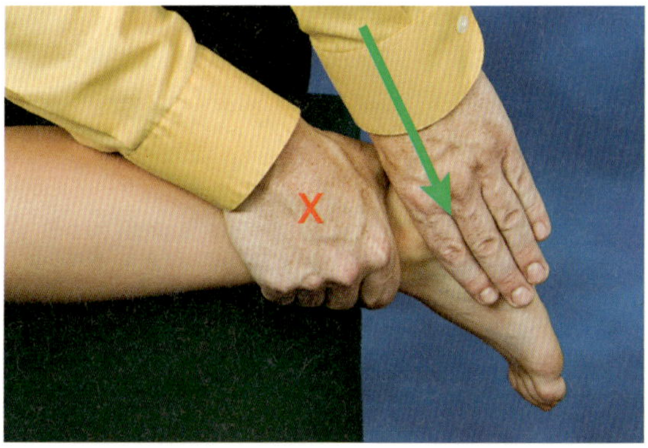

발목다리관절의 앞쪽 활주 :
기법 2

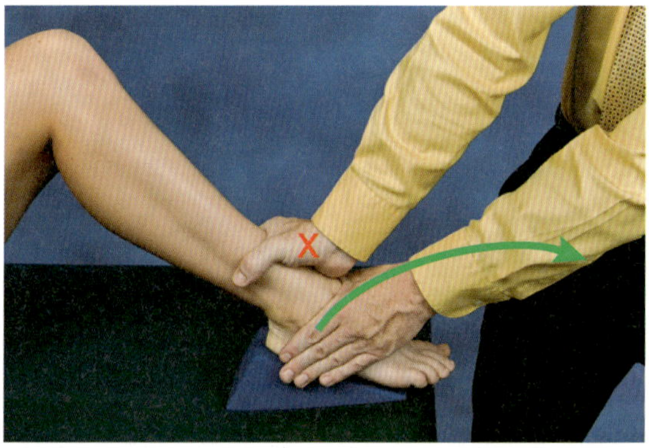

목말밑관절(목말발꿈치관절)의 견인, 안쪽 활주 및 가쪽 활주

적응증:

- 견인은 목말밑관절의 모든 생리적 운동을 향상시킨다.
- 안쪽 활주는 뒤쪽발(rearfoot)의 가쪽번짐을 증가시키고, 가쪽 활주는 뒤쪽발의 안쪽번짐을 증가시킨다.

환자:

- 발을 테이블 밖으로 내어놓고 엎드린 자세를 취한다.
- 다른 자세로는 옆으로 누운 자세가 있는데, 이때 환자의 무릎을 굽힘한다.

임상가:

- 임상가는 동측에 서서 환자의 발을 바라보거나, 환자의 허벅지 뒤쪽면과 자신의 등을 닿게 하고 테이블 위에 앉는다.
- *고정손:* 테이블 위에 먼쪽 다리를 올려놓거나, 자신의 몸을 이용해 굽힘된 무릎관절을 고정한다.
- *가동손:* 손바닥 둔덕(heel of hand)으로 발꿈치 뒤쪽면을 잡거나 양손으로 발꿈치를 잡는다.

종속운동기법:

- 가동손으로 힘을 발쪽으로 적용하는데, 이때 힘의 방향은 다리의 긴축과 나란하게 적용한다.

생리적 운동이 동반된 종속운동 기법:

- 환자는 위쪽 무릎을 굽힘하고 옆으로 눕는다. 이때 임상가의 몸통을 환자의 허벅지 뒤쪽면과 붙인다.
- 임상가는 테이블 위에 앉아서, 양손으로 환자의 발꿈치를 잡는다.
- 환자가 제한된 방향으로 움직일 때, 안쪽활주와 가쪽활주과 함께 견인력을 적용한다.

목말밑관절의 견인

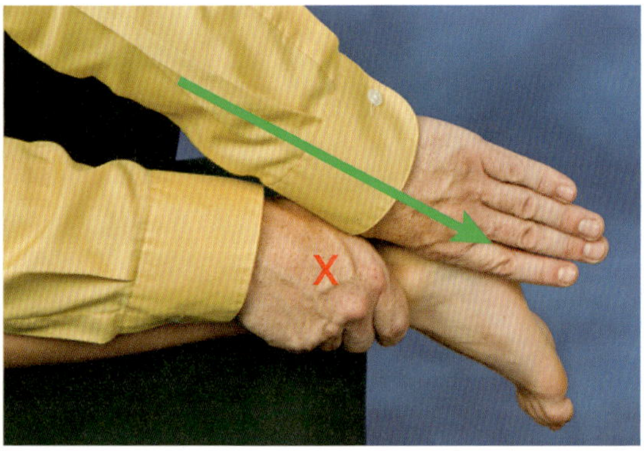

목말밑관절의 견인,
안쪽 활주 및 가쪽 활주

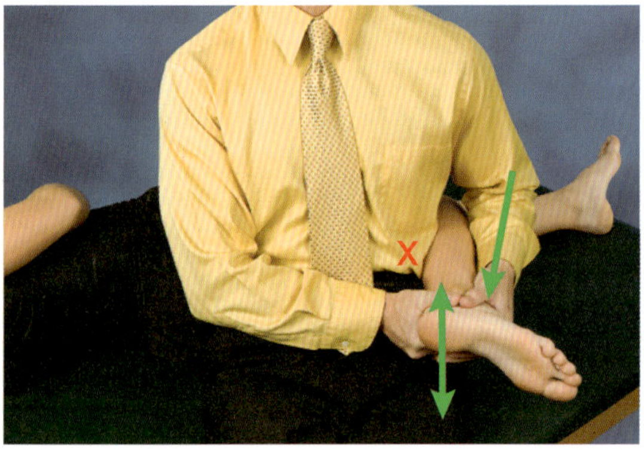

중간발목관절(목말발배관절과 발꿈치입방관절)의 활주

적응증:

- 발등쪽 활주는 중간발목관절의 발등굽힘과 안쪽번짐을 향상한다.
- 발바다쪽 활주는 중간발목관절의 발바닥굽힘과 가쪽번짐을 향상한다.

환자:

- 쐐기 위에 발을 올려놓고 엎드린 자세를 취한다.
- 다른 자세로는, 누운 자세에서 발을 테이블 밖으로 걸쳐 놓고, 다리 먼쪽을 지지하기 위해 쐐기를 적용한다.

임상가:

- 환자의 발쪽에서 서서 그 발을 쳐다본다.
- *고정손:*
    - 목말발배관절의 가동성을 위해, 발꿈치뼈와 목말뼈의 안쪽면을 잡고, 발을 쐐기 위에 고정시킨다.
    - 발꿈치입방관절의 가동성을 위해, 발꿈치뼈와 목말뼈의 가쪽면을 잡고, 발을 쐐기 위에 고정시킨다.
- *가동손:* 집게 파악이나 완전한 그립으로 잡는다.
    - 발의 안쪽면에서는, 목말발배관절의 가동성을 위해 발배뼈를 잡는다.
    - 발의 가쪽면에서는, 발꿈치입방관절의 가동성을 위해 입방뼈를 잡는다.

종속운동기법:

- 발배뼈를 안쪽으로 움직여 발등쪽으로 힘을 적용하거나, 입방뼈를 가쪽으로 움직여 발바닥쪽으로 힘을 적용한다.

생리적 운동이 동반된 종속운동 기법:

- 환자와 임상가는 앞의 자세와 똑같은 자세를 취한다.
- 능동이나 수동으로 발등굽힘을 할 때는 발등쪽 활주를 적용하고, 발바닥굽힘을 할 때는 발바닥쪽 활주를 적용한다.

중간발목관절
(목말발배관절)의 활주

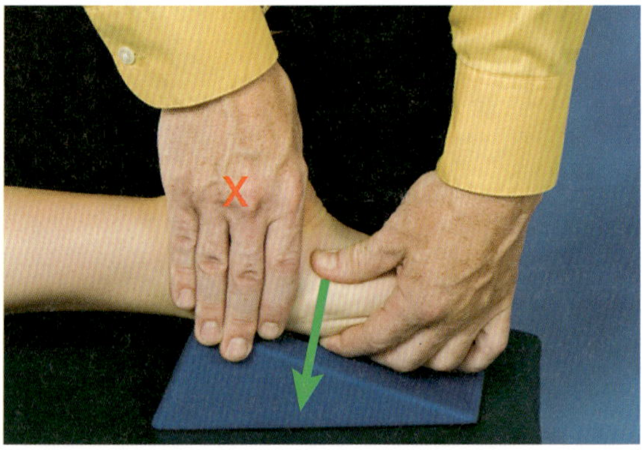

중간발목관절
(발꿈치입방관절)의 활주

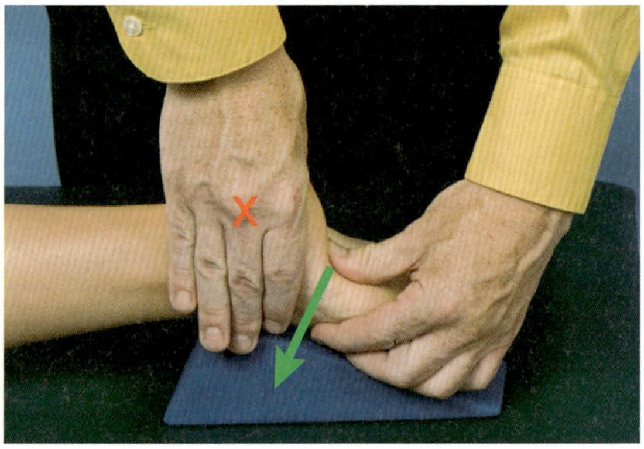

발목사이관절의 활주

적응증:

- 발목과 발의 모든 생리적 운동을 향상시키기 위해

환자:

- 발을 테이블 밖으로 걸쳐 놓고 엎드린 자세를 취한다. 이때 가동시킬 관절을 쐐기로 지지한다.

임상가:

- 임상가는 환자의 발을 가쪽으로 가동시키기 위해 환자 발의 안쪽면에 서고, 환자의 발을 안쪽으로 가동시키기 위해 환자 발의 가쪽면에서 선 자세를 취한다.
- *고정손:* 인접한 발목뼈를 고정하기 위해 집게 파악을 이용한다. 쐐기 위에 발을 고정하기 위해, 손을 펴서 잡는다.
- *가동손:* 가동시킬 발목뼈를 집게 파악으로 잡는다.

종속운동기법:

- 인접한 발목뼈를 고정시킨 후, 발바닥쪽 활주와 발등쪽 활주를 가한다.
- 가동절차는 안쪽 기둥을 따라 몸쪽에서부터 먼쪽으로 순차적으로 이루어진다. 목말뼈를 고정하고 발배뼈를 먼저 가동시키고, 그 다음 발배뼈를 고정한 후 안쪽쐐기뼈, 중간쐐기뼈, 가쪽 쐐기뼈를 순차적으로 가동시킨다. 끝으로 중간쐐기뼈를 고정한 후, 안쪽쐐기뼈를 가동시킨다.
- 가동절차는 가쪽 기둥을 따라 몸쪽에서부터 먼쪽으로 순차적으로 이루어진다. 발꿈치뼈를 고정한 후 입방뼈를 가동시키고, 그 다음 입방뼈를 고정한 후 가쪽쐐기뼈를 가동시킨다.
- 발목발허리(TMT)관절의 기둥을 따라 가동절차를 실시한다.

생리적 운동이 동반된 종속운동 기법

- 발을 테이블 밖으로 내어놓는 것을 제외하고는 앞의 자세와 똑같은 자세를 환자와 임상가는 취한다.
- 환자가 모든 방향으로 능동운동이나 수동운동을 수행할 때, 활주기법을 적용한다.

발목사이관절의 활주(intertarsal glide)

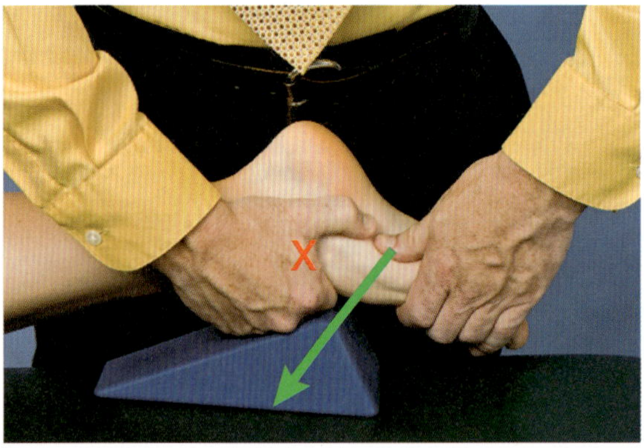

발목발허리관절(TMT)의 견인과 활주

적응증:

- 발목발허리관절의 모든 생리적 운동을 향상시키기 위해, 그리고 중간발/뒤쪽발의 가동성을 향상시키기 위해

환자:

- 무릎을 굽힘하고 누운 자세를 취한다. 이때 쐐기를 가동시킬 관절 밑에 받쳐 놓는다.

임상가:

- 임상가는 환자의 발을 가쪽으로 가동시키기 위해 환자 발의 안쪽면에 서고, 환자의 발을 안쪽으로 가동시키기 위해 환자 발의 가쪽면에서 선 자세를 취한다.
- *고정손:* 발목뼈를 고정하기 위해 집게 파악을 이용한다. 쐐기 위에 발을 고정하기 위해, 손을 펴서 잡는다.
- *가동손:* 가동시킬 발허리뼈바닥을 집게파악으로 잡는다.

종속운동기법:

- 발목뼈를 고정하고 있는 동안, 가동손으로 견인력을 적용하고, 그 다음 발허리뼈바닥을 발바닥쪽이나 발등쪽으로 활주한다.
- 1번 발허리뼈는 안쪽쐐기뼈를 고정한 후, 2번 발허리뼈는 중간쐐기뼈를 고정한 후, 3번 발허리뼈는 가쪽쐐기뼈를 고정한 후, 가동시킨다. 그리고 4과 5번 발허리뼈는 입방뼈를 고정시킨 후, 가동시킨다.

발목발허리관절(TMT)의 견인

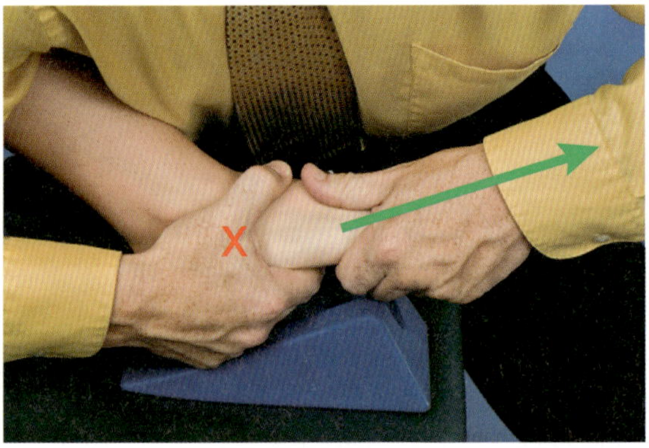

발목발허리관절(TMT)의 활주

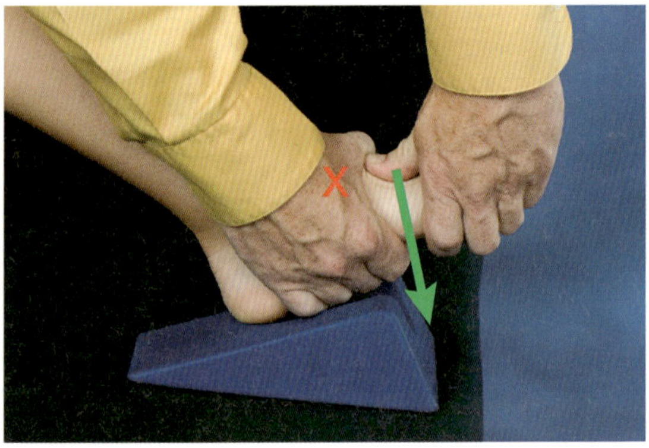

발허리사이관절의 스윕(sweep)

적응증:

- 발의 모든 생리적 운동을 도와주는 중간발(midfoot)과 앞쪽발(forefoot)의 가동성을 향상시키기 위해

환자:

- 누운 자세에서 발을 테이블 밖으로 내어 놓는다.

임상가:

- 환자의 발쪽에서 서서 그 발을 쳐다본다.
- 기법 1: 손가락을 발등에 수평으로 배치하고, 엄지를 발바닥에 배치한다.
- 기법 2: 손가락을 발바닥에 배치하고, 엄지를 발등에 배치한다.

종속운동기법:

- 기법 1: 발아치를 향상시키기 위해, 엄지의 받침점에 대해 손가락으로 스윕운동(sweeping motion)을 일으킨다.
- 기법 2: 발아치를 향상시키기 위해, 엄지의 받침점에 대해 손가락으로 스윕운동을 일으킨다.

생리적 운동이 동반된 종속운동 기법:

- 기법 1: 환자가 능동으로 발바닥굽힘을 수행할 때, 발아치를 증가시킨다.
- 기법 2: 환자가 능동으로 발등굽힘을 수행할 때, 발아치를 증가시킨다.

발허리사이관절의 스윕:
발바닥 받침점

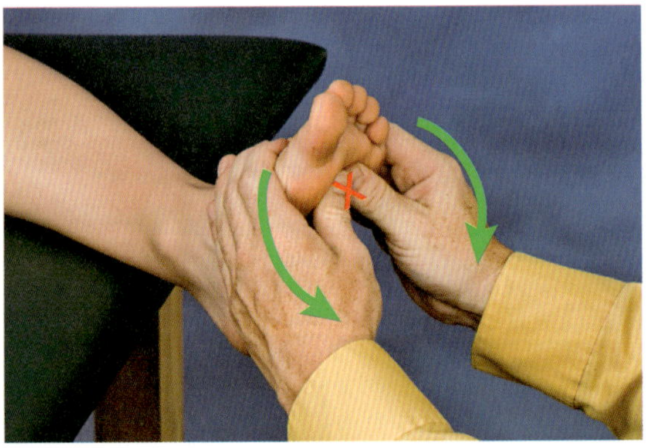

발허리사이관절의 스윕:
발등 받침점

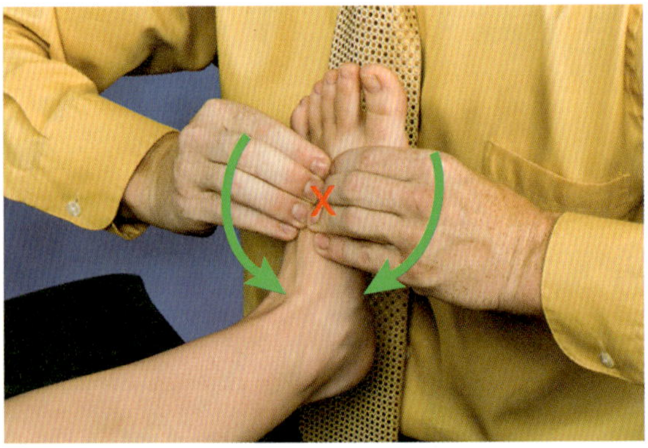

발허리발가락관절(MTP)의 견인과 활주

적응증:

- 견인은 모든 방향의 가동성을 향상시킨다.
- 발등쪽 활주는 MTP의 폄을 향상시키고, 발바닥쪽 활주는 MTP의 굽힘을 향상시킨다.

환자:

- 누운 자세에서 무릎을 굽힘하고, 발을 쐐기 위에 배치한다.

임상가:

- 환자의 발쪽에서 선 자세를 취한다.
- 고정손: 발허리뼈머리의 등쪽면을 고정하기 위해 집게파악을 한다.
- 가동손: 먼쪽발가락의 몸쪽을 잡기 위해 집게파악이나 갈고리파악을 한다.

종속운동기법:

- 가동손으로 견인력을 제공하거나, 발바닥/발등쪽으로 활주를 적용한다.

생리적 운동이 동반된 종속운동 기법:

- 환자와 임상가는 앞의 자세와 똑같은 자세를 취한다.
- 가동손으로 몸쪽발가락의 안쪽과 가쪽을 잡는다.
- 능동이나 수동으로 MTP의 굽힘이나 폄을 할 때, 견인을 수행할 수 있다.
- 가동범위의 끝지점에서 지속적인 유지를 한 상태에서, 능동이나 수동으로 MTP의 굽힘이나 폄을 할 때, 발등쪽 활주를 적용한다.
- 가동범위의 끝지점에서 지속적인 유지를 한 상태에서, 능동이나 수동으로 MTP의 굽힘이나 폄을 할 때, 발바닥쪽 활주를 적용한다.
- 가동범위의 끝지점에서 지속적인 유지를 한 상태에서, 능동이나 수동으로 MTP의 굽힘이나 폄을 할 때, 안쪽 활주나 가쪽 활주를 적용한다.

발허리발가락관절(MTP)의 견인

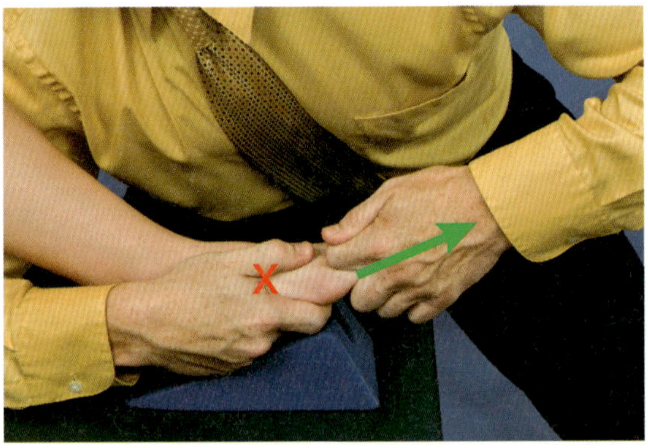

발허리발가락관절(MTP)의 활주

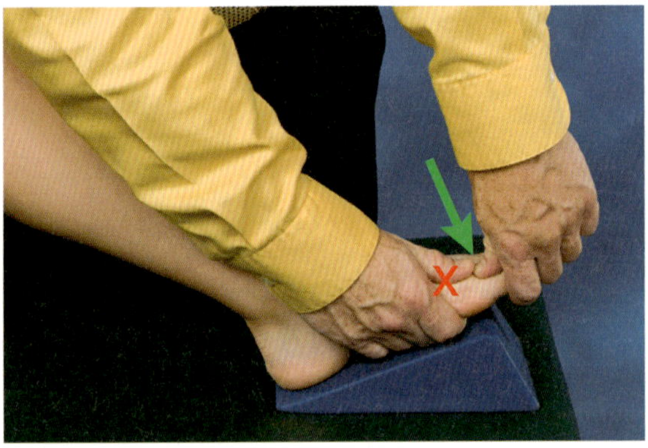

발가락사이관절(I/P)의 견인과 활주

적응증:

- 견인과 편측 관절융기활주는 모든 가동성을 향상시킨다.
- 발등쪽 활주는 발가락사이관절의 폄을 향상시키고, 발바다쪽 활주는 발가락사이(IP)관절의 굽힘을 향상시킨다.

환자:

- 누운 자세에서 무릎을 굽힘하고, 발을 쐐기 위에 배치한다.

임상가:

- 환자의 발쪽에서 서서 그 발을 쳐다본다.
- *고정손:* 몸쪽발가락뼈머리나 중간발가락뼈머리의 등쪽면을 고정하기 위해 집게파악을 한다.
- *가동손:* 중간발가락뼈바닥(PIP 가동을 위해)이나 먼쪽발가락뼈바닥(DIP 가동을 위해)의 몸쪽을 잡기 위해 집게파악이나 갈고리파악을 한다.

종속운동기법:

- 가동손으로 견인력을 제공하거나 발바닥/발등쪽 활주를 적용한다.
- 편측 관절융기 활주는 중간발가락뼈바닥(몸쪽 I/P 관절의 가동을 위해)의 몸쪽의 안쪽이나 가쪽을 잡음으로써, 힘을 적용할 수 있고, 또 먼쪽발가락뼈바닥(먼쪽 I/P의 가동을 위해)의 몸쪽의 안쪽이나 가쪽을 잡음으로써, 힘을 적용할 수 있다.

발가락사이관절(I/P)의 견인

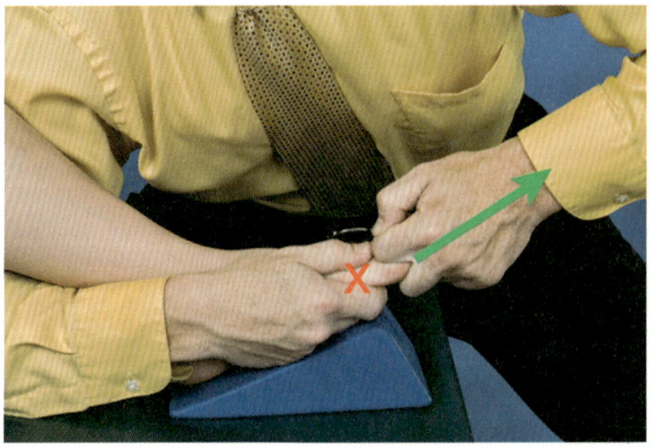

발가락사이관절(I/P)의 활주

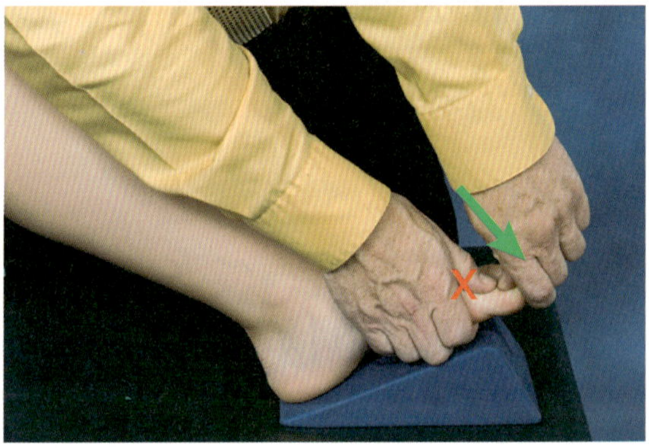

중간발목관절의 빠른 트러스트(Whip 기법)

적응증:

- 중간발의 가동성을 향상시키기 위해, 그리고 발꿈치입방관절의 가동성이나 목말발배관절의 가동성을 향상시키기 위해

환자:

- 테이블 가장자리 가까이에서 무릎을 45°-60°로 굽히고, 엎드린 자세를 취한다.

임상가:

- 환자의 발쪽에서 서서 그 발을 쳐다본다.
- 엄지와 엄지를 겹쳐서 입방뼈나 발배뼈의 발바닥쪽에 배치한다. 그리고 손가락으로 발등을 감싼다.

트러스트 기법:

- 무릎을 펴하고 발목을 발바닥굽힘한 상태에서, 엄지로 압박을 적용하고 그 압박을 그대로 유지한다.
- 임상가 손목의 자쪽치우침이 타원형 원호를 그릴 때, 조직저항이 느껴지면, 엄지를 통해 빠른 속도의 트러스트를 적용한다.

중간발목관절의 빠른 트러스트(Whip 기법): 시작자세

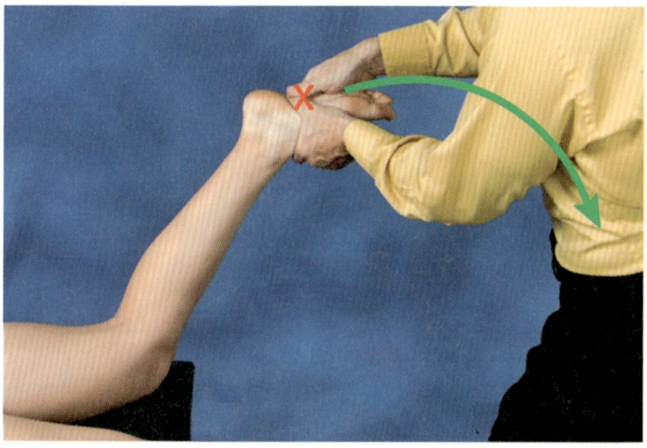

중간발목관절의 빠른 트러스트(Whip 기법): 끝자세

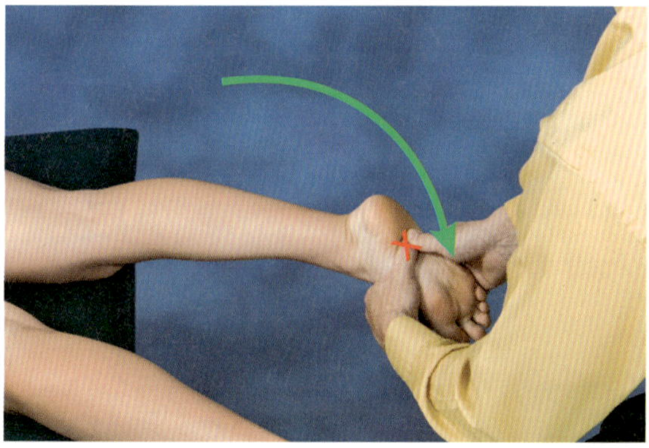

제 7 장

관자아래턱관절과 목뼈-등뼈(TMJ & Cervical-Thoracic)

관자아래턱관절(TMJ)의 해부학 (Anatomy of the Temporomandibular Joint)

측면

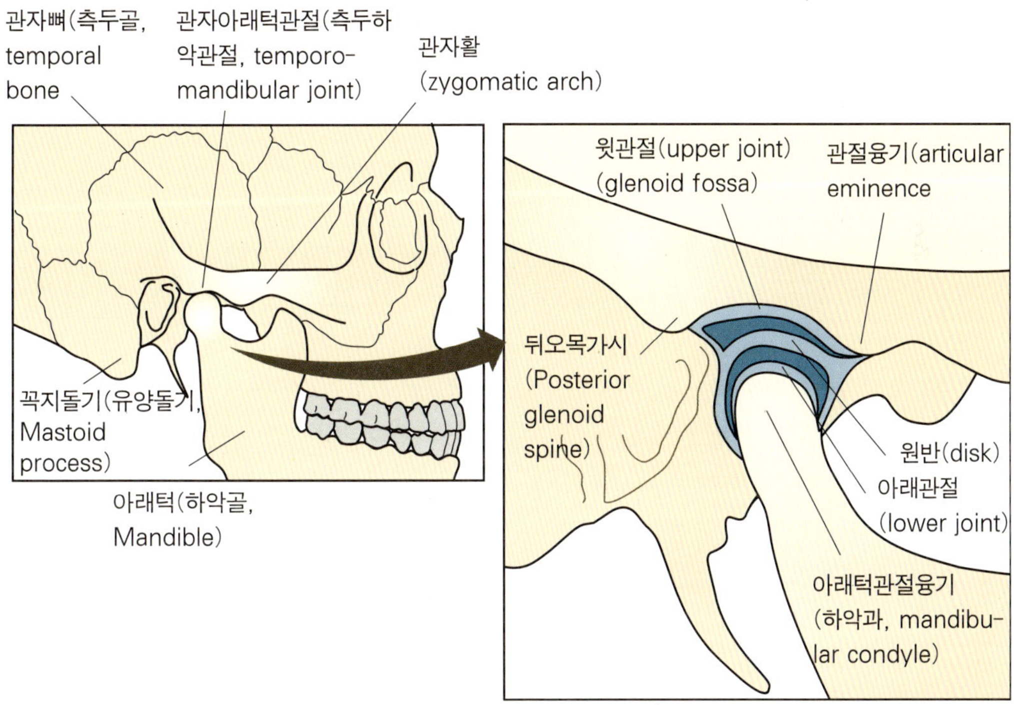

TMJ의 생리적 운동(뼈운동형상학적 운동) (Physiologic (Osteokinematic) Motions of TMJ)

운동	정상 끝느낌	관절주머니 패턴
열림(내림, depression) / 닫힘(올림, elevation)	열림 = 조직 신장/탄성 닫힘 = 뼈 – 뼈	열림- 제한된 쪽으로 치우치고, 반대쪽으로는 치우침이 제한됨
내밈/뒷당김(protrusion/retrusion)	조직 신장/탄성	
가쪽 치우침(lateral deviation)	조직 신장/탄성	

TMJ의 종속운동(관절형상학적 운동)
(Acessory (Arthrokinematic) Motions of the TMJ)

관절학

오목면: 아래턱오목

볼록면: 아래턱관절융기와 원반

관절운동형상학	
열림을 촉진하기 위해: 아래턱관절융기는 첫 25 ㎜의 열림을 위해 앞쪽으로 돌림하고, 그 다음 나머지 15 ㎜의 열림을 위해 관절융기와 원반이 앞쪽과 아래쪽으로 활주한다. 이것에 의해 볼록한 아래턱관절융기(condyle)와 볼록한 관절융기(articular eminence)가 만나게 된다.	*닫힘을 촉진하기 위해:* 아래턱관절융기와 원반이 뒤쪽과 위쪽으로 활주하고, 그 다음 아래턱관절융기의 뒤쪽 돌림이 일어난다. 그 결과적으로 아래턱관절융기는 아래턱오목으로 다시 돌아간다.
내밈을 촉진하기 위해: 아래턱관절융기와 원반은 돌림을 일으키지 않고, 앞쪽과 아래쪽으로 활주한다.	*뒷당김을 촉진하기 위해:* 아래턱관절융기와 원반은 돌림을 일으키지 않고, 뒤쪽과 위쪽으로 활주한다.
오른쪽 치우침을 촉진하기 위해: 왼쪽 아래턱관절융기와 원반이 앞쪽과 아래쪽으로 활주하고, 오른쪽 아래턱관절융기는 세로축을 중심으로 축회전한다.	*왼쪽 치우침을 촉진하기 위해:* 오른쪽 아래턱관절융기와 원반이 앞쪽과 아래쪽으로 활주하고, 왼쪽 아래턱관절융기는 세로축을 중심으로 축회전한다.

관자아래턱관절(TMJ)의 가동 기법 (Accessory (Arthrokinematic) Motions of the TMJ)

관자아래턱관절(TMJ)의 견인

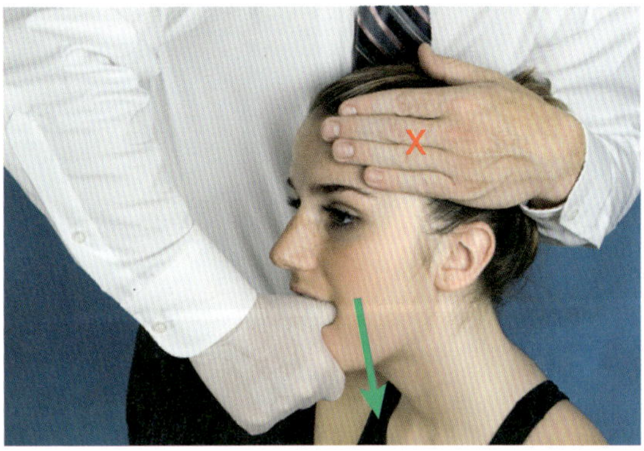

적응증:

- 모든 생리적 운동을 향상시키기 위해

환자:

- 머리와 목을 중립위하고 앉은 자세를 취한다.

임상가:

- 환자의 옆쪽에 선 자세를 취한다.
- *고정손:* 임상가의 팔로 환자의 머리를 안아 들고 자신의 가슴쪽으로 가져 온다.
- *가동손:* 엄지를 아래턱의 어금니에 놓고, 두 번째 손가락을 굽혀 아래턱 밑에 배치한다.

종속운동기법:

- 엄지로 아래쪽 견인력을 적용한다.

생리적 운동이 동반된 종속운동 기법:

- 환자와 임상가는 앞의 자세와 똑같은 자세를 취한다.
- 환자가 입을 벌릴 때, 엄지로 아래쪽 방향의 힘을 적용한다.

관자아래턱관절(TMJ)의 앞쪽 활주

적응증:

- 내림, 내밈, 그리고 반대쪽으로의 가쪽치우침을 향상시키기 위해

환자:

- 머리와 목을 중립위하고 앉은 자세를 취한다.

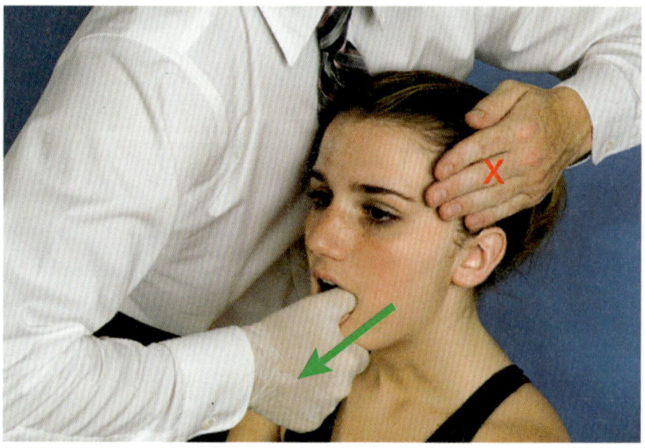

임상가:

- 환자의 옆쪽에 선 자세를 취한다.
- *고정손:* 임상가의 팔로 환자의 머리를 안아 들고 자신의 가슴쪽으로 가져 온다.
- *가동손:* 엄지를 아래턱의 어금니에 놓고, 두 번째 손가락을 굽혀 아래턱 밑에 배치한다.

종속운동기법:

- 엄지를 이용해 가벼운 견인력을 적용한 후, 그 다음, 앞쪽 활주를 일으킨다.

생리적 운동이 동반된 종속운동 기법:

- 환자와 임상가는 앞의 자세와 똑같은 자세를 취한다.
- 환자가 턱을 내밈하고, 내림하고, 혹은 반대쪽으로 가쪽치우침할 때, 가동손을 이용해 앞쪽 활주를 적용한다.

관자아래턱관절(TMJ)의 가쪽 활주

적응증:

- 가쪽치우침을 향상시키기 위해

환자:

- 머리와 목을 중립위하고 앉은 자세를 취한다.

임상가:

- 환자의 옆쪽에 선 자세를 취한다.
- *고정손:* 임상가의 팔로 환자의 머리를 안아 들고 자신의 가슴쪽으로 가져 온다.
- *가동손:* 엄지를 아래턱의 어금니에 놓고, 두 번째 손가락을 굽혀 반대쪽의 아래턱 밑에 배치한다.

종속운동기법:

- 엄지를 이용해 가벼운 견인력을 적용한 후, 그 다음, 임상가 쪽으로 가쪽 활주시킨다.

생리적 운동이 동반된 종속운동 기법:

- 환자와 임상가는 앞의 자세와 똑같은 자세를 취한다.
- 환자가 아래턱을 가쪽으로 치우침할 때, 가동손으로 같은 방향의 가쪽 활주를 일으킨다.
- 환자가 능동으로 입을 열리고 닫을 때, 아래턱의 바깥면에 적용하는 다른 가쪽 활주를 적용한다. 움직임이 일어날 때 그 힘을 유지하고, 또 가동범위의 끝지점에서도 그 힘을 유지한다.

TMJ의 가쪽 활주

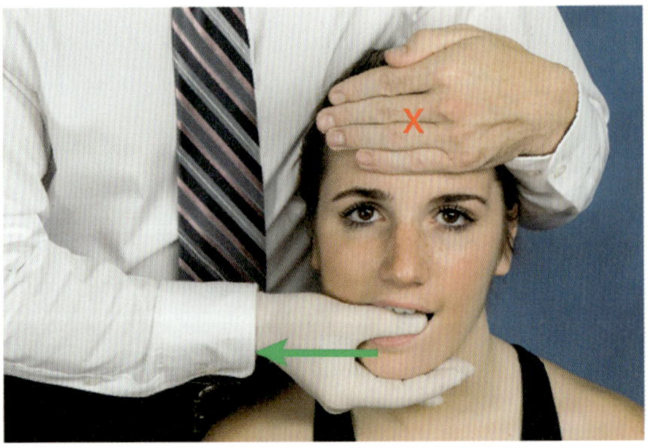

생리적 운동이 동반된
TMJ의 가쪽 활주

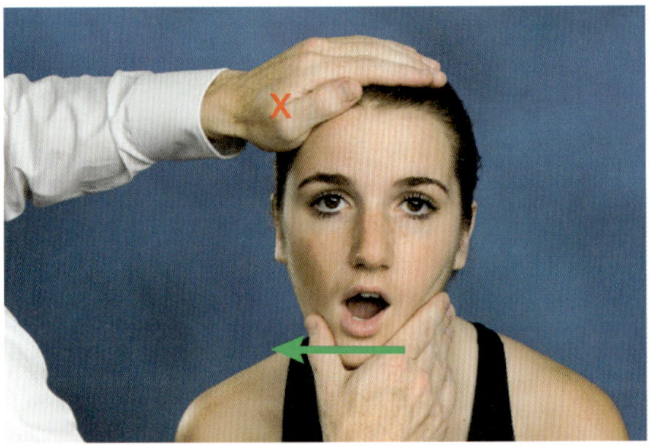

목뼈와 등뼈의 해부학 (Anatomy of the Cervical & Thoracic Spine)

윗면

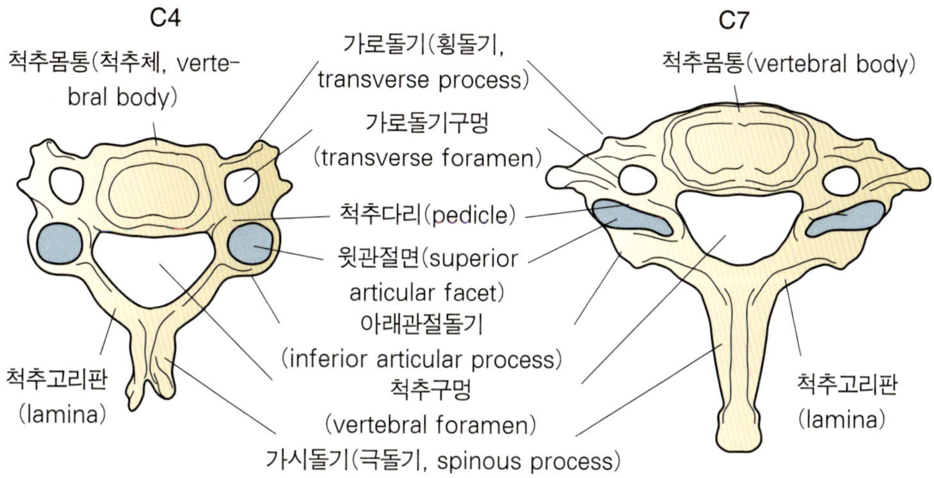

가쪽면

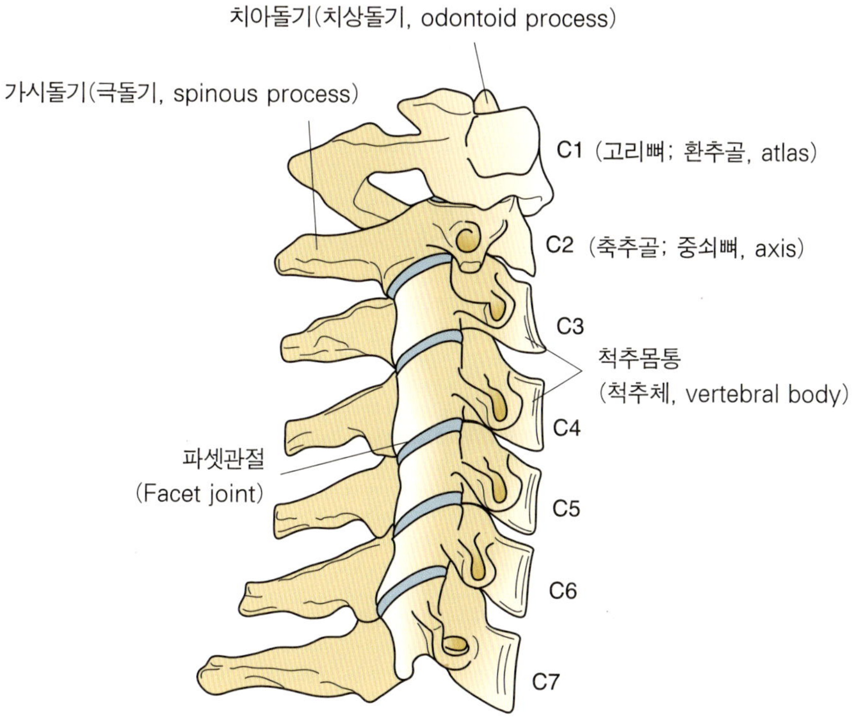

뒷면

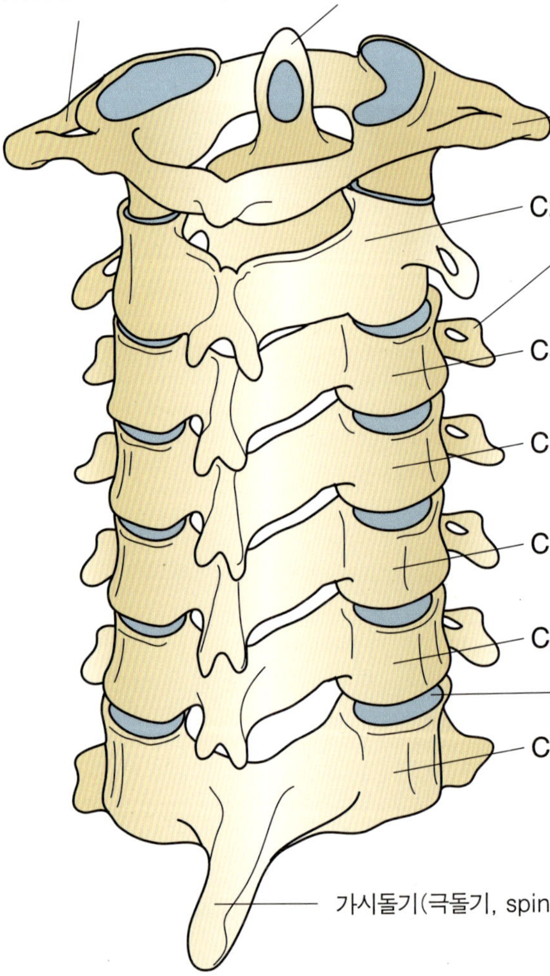
가로돌기구멍
(Transverse foramen)
치아돌기(치상돌기, odontoid process)
C1 (고리뼈; 환추골, atlas)
C2 (중쇠뼈; 축추골, axis)
가로돌기(횡돌기,
transverse process)
C3
C4
C5
C6
파셋관절(facet joint)
C7
가시돌기(극돌기, spinous process)

가쪽면

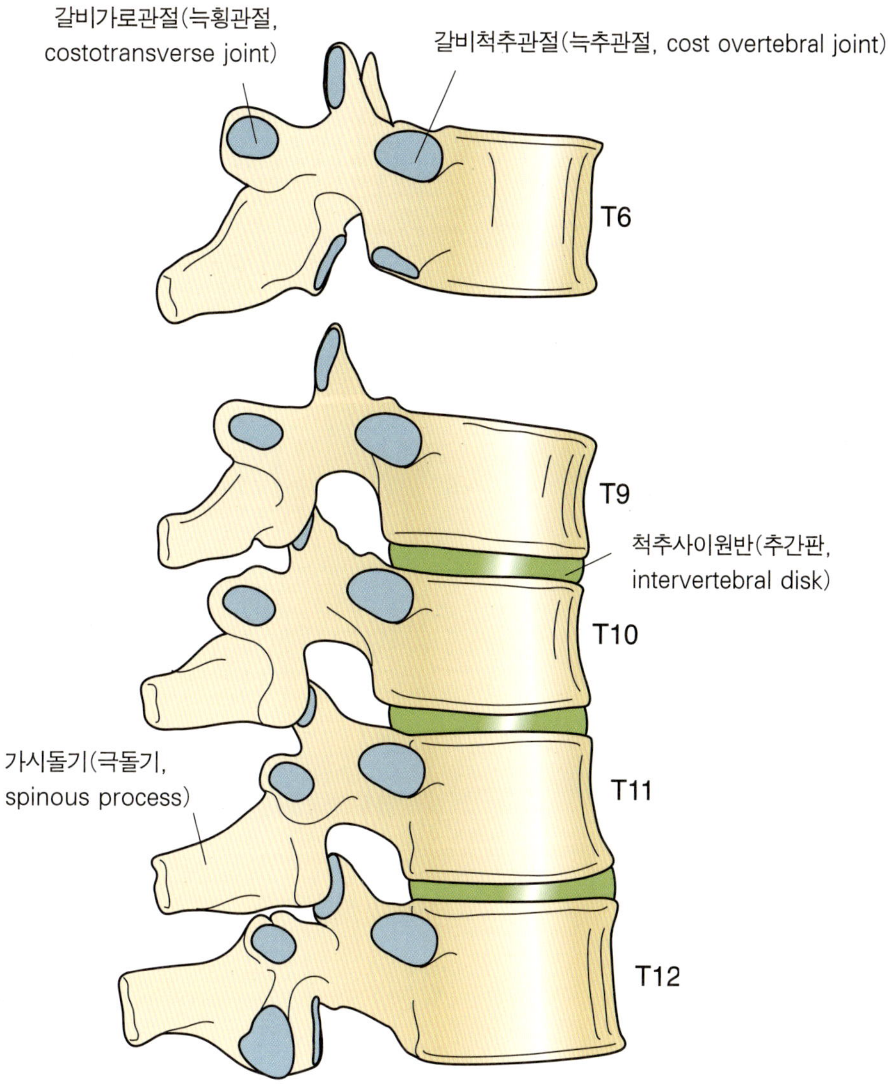
갈비가로관절(늑횡관절,
costotransverse joint)
갈비척추관절(늑추관절, cost overtebral joint)
T6
T9
척추사이원반(추간판,
intervertebral disk)
T10
가시돌기(극돌기,
spinous process)
T11
T12

앞면

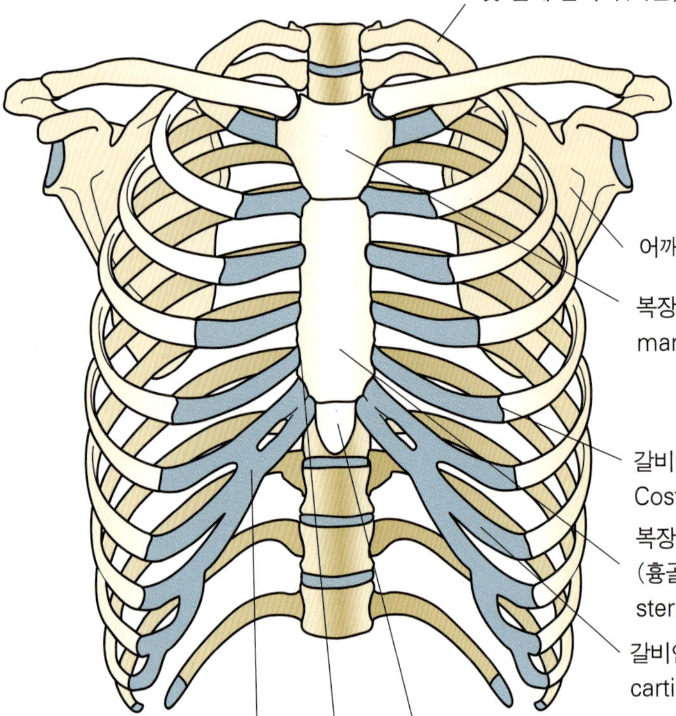
첫 번째 갈비뼈(늑골, 1st rib)
어깨뼈(견갑골, scapula)
복장뼈자루(흉골병, manubrium)
갈비연골관절(늑연골관절, Costochondral joint)
복장뼈몸통 (흉골체, Body of sternum)
갈비연골(늑연골, costal cartilage)
연골사이관절 (연골간관절, interchondral joint)
칼돌기(검상돌기, Xiphoid process)
연골복장관절 (Chondrosternal joint)

뒷면

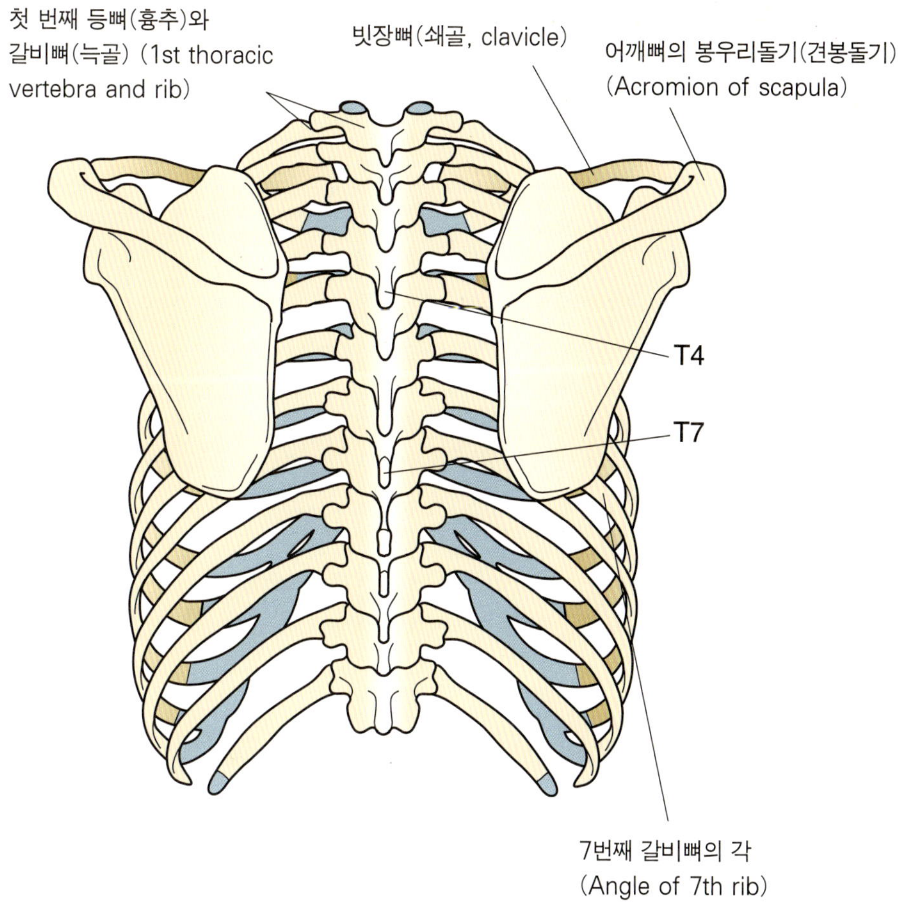
첫 번째 등뼈(흉추)와
갈비뼈(늑골) (1st thoracic
vertebra and rib)
빗장뼈(쇄골, clavicle)
어깨뼈의 봉우리돌기(견봉돌기)
(Acromion of scapula)
T4
T7
7번째 갈비뼈의 각
(Angle of 7th rib)

목뼈와 등뼈의 생리적 운동(뼈운동형상학적 운동)
(Physiologic (Osteokinematic) Motions of the Cervical & Thoracic Spine)

관절	정상 ROM	열림 위치	잠김 위치	정상 끝느낌	관절주머니 패턴
O/A	앞굽힘/뒤굽힘= 15°–20° 옆굽힘= 5° 돌림= 0°	목에 대해 머리가 약간 앞굽힘됨	뒤굽힘	탄성	뒤굽힘과 동측 치우침의 제한
A/A	앞굽힘/뒤굽힘= 15° 옆굽힘= 0° 돌림= 45°	목에 대해 머리가 약간 앞굽힘됨	뒤굽힘	팽팽함	앞굽힘과 반대측 치우침의 제한
C2–T3	앞굽힘= 35°–45° 뒤굽힘= 50°–70° 옆굽힘= 35° 돌림= 45°	앞굽힘과 반대측의 옆굽힘과 돌림	뒤굽힘과 동측의 옆굽힘과 돌림	탄성	앞굽힘과 반대측 치우침의 제한
	전체 목뼈 가동범위 앞굽힘= 80°–90° 뒤굽힘= 70° 옆굽힘= 20°–45° 돌림= 70°–90°				
T4–T12	앞굽힘/뒤굽힘= 위쪽 등뼈는 4°, 중간 등뼈는 6°, 아래쪽 등뼈는 12°이고, 총 30° 옆굽힘= 위쪽 등뼈는 6°, 중간 등뼈는 8°, 아래쪽 등뼈는 8°이고 총 25°–40° 돌림= 위쪽 등뼈는 9°, 중간 등뼈는 9°, 아래쪽 등뼈는 9°이고, 총 30°–50°	앞굽힘과 반대측의 옆굽힘과 동측의 돌림	뒤굽힘과 동측의 옆굽힘과 반대측의 돌림	탄성	앞굽힘과 반대측의 옆굽힘과 동측 돌림의 제한

목뼈와 등뼈의 종속운동(관절형상학적 운동)
(Accessory (Arthrokinematic) Motions Of Cervical & Thoracic Spine)

	관절학	관절운동형상학
O/A관절	**오목면:** C1의 위관절돌기면 **볼록면:** 뒤통수뼈관절융기	**운동은 주로 시상면과 이마면에서 일어난다.** 구름과 활주는 서로 반대방향으로 일어난다. 앞굽힘: 뒤통수 앞쪽 구름, 뒤쪽 활주 뒤굽힘: 뒤통수 뒤쪽 구름, 앞쪽 활주 옆굽힘: 뒤통수 오른쪽 구름, 왼쪽 활주 고리뼈는 뒤통수뼈가 구름하는 방향으로 활주한다. 돌림의 끝범위에서, 인대가 O/A관절을 반대측 옆굽힘시키는데, 이것은 고리뼈를 같은 방향으로 활주시킨다. **주의점:** O/A 역학은 중간 목뼈가 돌림하는 동안 양쪽 눈의 높이를 똑같게 유지시켜 준다.
A/A관절	**중쇠관절(pivot joint):** 치아돌기는 고리뼈의 앞쪽 활과 가로인대에 연결되어 있다. **파셋관절(facet joint):** C1의 볼록한 아래관절면은 C2의 볼록한 위관절면과 관절을 이루어, 아래쪽으로 기울어진다.	**운동은 주로 가로면에서 일어난다.** 돌림: 볼록-오목 관절면이 반대 방향으로 구름할 때, 중쇠관절의 가운데 부위에서 돌림이 일어난다. O/A의 옆굽힘은 반대측 날개인대로 하여금 C2-C3의 동측 돌림과 A/A의 반대측 돌림을 일으킨다. 게다가, O/A의 옆굽힘 끝지점에서, 고리뼈는 반대측으로 돌림하여, 반대측 A/A 돌림을 일으킨다. **주의점:** A/A 역학은 중간 목뼈가 돌림하는 동안 머리가 정면을 바라볼 수 있도록 만들어준다.

	관절학	관절운동형상학
중간-아래 목뼈(mid-lower cervical spine) (C2-T3)	**파셋관절:** 윤활관절로서 이마면과 가로면 사이에서 45°의 방향으로 되어 있다. **척추사이관절:** 섬유연골성 관절로서, 이웃한 척추몸통 사이에서 원반과 관절을 이룬다. **갈고리관절:** 평면관절로서, 아래쪽 척추의 갈고리돌기와 위쪽 척추의 앞가쪽면이 만나는 관절이다.	**앞굽힘:** 위쪽 척추의 아래관절면은 아래쪽 척추의 위관절면에서 위쪽으로 미끌어진다. 속질핵은 뒤쪽으로 이동하고, 섬유테는 앞으로 튀어나온다. 척추관과 척추사이구먼은 길어지면서 열린다. 갈고리관절은 앞쪽 병진한다. **뒤굽힘:** 파셋관절이 약간 열릴 때까지 앞굽힘 때와는 반대로 작용한다. **옆굽힘(오른쪽):** 위쪽 척추의 오른쪽 아래관절면은 아래쪽으로 미끌어지고, 왼쪽 아래관절면은 위쪽으로 미끌어진다. 오른쪽 척추사이구멍이 닫히고, 왼쪽 척추사이구멍은 열린다. 짝운동으로서, 동측 돌림이 함께 일어난다. **돌림(오른쪽):** 위쪽 척추의 오른쪽 아래관절면은 아래쪽으로 미끌어지고, 왼쪽 아래관절면은 위쪽으로 미끌어진다. 오른쪽 척추사이구멍이 닫히고, 왼쪽 척추사이구멍은 열린다. 짝운동으로서, 동측 옆굽힘가 함께 일어난다. **기능적 옆굽힘/돌림:** 중간 목뼈의 옆굽힘과 돌림이 동측에서 일어난다. **비기능적 옆굽힘/돌림:** 중간 목뼈의 옆굽힘과 돌림이 동측에서 일어난다. 옆굽힘과 함께, 반대측 A/A 돌림은 얼굴이 정면을 바라보도록 만들어준다. 돌림과 함께, 반대측 O/A 옆굽힘은 양쪽 눈의 높이를 똑같에 만들어 준다.

계속

관절학		관절운동형상학
		최대 열림: 앞굽힘, 반대측 옆굽힘 및 반대측 돌림 **최대 닫힘**: 뒤굽힘, 동측 옆굽힘 및 동측 돌림
중간-아래 등뼈(mid-lower thorcic spine) (T4-T12)	**파셋관절**: 윤활관절로서 이마면 방향으로 되어 있다. **척추사이관절**: 섬유연골성 관절로서, 이웃한 척추몸통 사이에서 원반과 관절을 이룬다.	**앞굽힘/뒤굽힘**: 위쪽 척추의 아래관절면은 아래쪽 척추의 위관절면에서 위쪽으로 미끌어진다. 속질핵은 뒤쪽으로 이동하고, 섬유테는 앞으로 튀어나온다. 척추관과 척추사이구멍은 길어지면서 열린다. 갈비우리의 가로면 운동이 제한되고, 가시돌기가 아래쪽으로 기울어진다. **옆굽힘(오른쪽)**: 위쪽 척추의 오른쪽 아래관절면은 아래쪽으로 미끌어지고, 왼쪽 아래관절면은 위쪽으로 미끌어진다. 오른쪽 척추사이구멍이 닫히고, 왼쪽 척추사이구멍은 열린다. 짝운동으로서, 중립위에서는 반대측 돌림이 함께 일어나고, 중립위를 벗어났을 때는 동측 돌림이 함께 일어난다. **돌림(오른쪽)**: 위쪽 척추의 오른쪽 아래관절면은 아래쪽으로 미끌어지고, 왼쪽 아래관절면은 위쪽으로 미끌어진다. 오른쪽 척추사이구멍이 닫히고, 왼쪽 척추사이구멍은 열린다. 짝운동으로서, 중립위에서는 반대측 옆굽힘이 함께 일어나고, 중립위를 벗어났을 때는 동측 옆굽힘이 함께 일어난다.

계속

	관절학	관절운동형상학
갈비뼈우리(costal cage)	**자루복장관절과 칼돌기복장관절:** 연골결합성 관절이 섬유연골성 원반과 관절을 이룬다. **연골복장관절, 갈비연골관절, 연골사이관절:** 연골과 복장뼈 사이, 갈비뼈와 연골 사이, 그리고 이웃한 갈비뼈의 연골 사이에서 관절을 이룬다. **갈비척추관절:** 볼록한 갈비뼈머리는 2개의 오목한 척추 반관절 및 원반과 관절을 이룬다(즉, 7번 갈비뼈는 T6와 T7와 관절을 이룬다). **갈비가로관절:** 갈비뼈의 갈비뼈결절과 가로돌기의 갈비뼈오목과 관절을 이룬다. (즉, 7번 갈비뼈는 T7의 가로돌기와 관절을 이룬다.)	**펌프손잡이운동**(pump-handle motion): 들숨할 때, 위쪽 갈비뼈가 시상면상에서 움직인다. **양동이손잡이운동**(bucket-hndle motion): 들숨할 때 중간-아래쪽 갈비뼈가 이마면상에서 움직인다. **캘리퍼운동**(caliper motion): 11번과 12번의 갈비뼈가 가로면 상에서 움직인다. **안쪽/가쪽 비틀림**(internal/external torsion): 갈비뼈의 앞쪽 가장자리는 들숨할 때 위쪽으로 움직이고, 날숨할 때 아래쪽으로 움직인다.

목뼈의 가동 기법
(Cervical spine Mobilization Techniques)

목뼈 중앙 앞쪽 활주와 목뼈 편측 앞쪽 활주

적응증:

- 모든 방향의 분절 가동성을 향상시키기 위해
- 중앙 활주는 앞굽힘과 뒤굽힘을 향상시킨다.
- 편측 활주는 옆굽힘과 돌림을 향상시킨다.
- 생리적 운동과 종속운동의 복합은 증상을 감소시키고, 모든 생리적 운동을 향상시킨다.

환자:

- 머리를 중립위로 하고 엎드린 자세를 취한다. 그리고 팔을 몸통 옆에 붙인다.
- 의자에 앉은 자세를 취할 수도 있다.

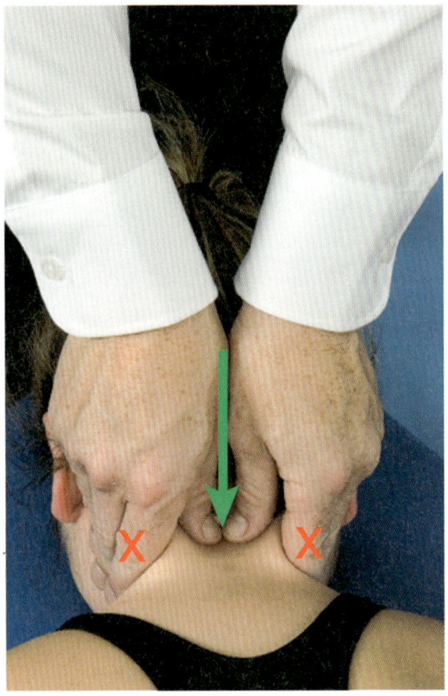

임상가:

- 환자의 머리쪽에 서거나, 앉아 있는 환자 옆에 선다.
- *고정:* 누운 자세에서 이루어지는 기법은 고정을 필요로 하지 않는다. 환자가 앉아 있다면, 임상가는 환자의 어깨를 자신의 엉덩관절 앞쪽으로 고정하고, 자신의 아래팔로 고정을 유지한다.

- *가동손:* 중앙 활주를 할 때는 위쪽 척추뼈의 가시돌기 위에 양손의 엄지를 서로 겹쳐 놓거나 나란히 배치한다. 편측 활주를 할 때는, 위와 같은 방법으로 손잡기를 하지만, 손을 배치하는 부위는 관절기둥/가로돌기에 배치한다. 만약 환자가 앉아 있다면, 임상가는 5번째 손가락을 원하는 분절 위에 올려놓고, 다른손의 엄지두덩을 5번째 손가락 위에 배치한다.

종속운동기법:

- 엄지를 위한 고랑을 만들기 위해, 목 옆에 놓인 손가락으로 연부조직을 위쪽으로 당긴다.
- C3-T5의 경우, 엄지로 부드러운 힘을 앞쪽 방향으로 적용한다. 만약 환자가 앉아 있다면, 다른 손의 엄지두덩을 5번째 손가락 위에 배치한 상태로 부드러운 힘을 적용한다.
- O/A의 경우, C1의 가쪽덩어리를 동측 눈쪽으로 엄지를 이용해 부드럽게 앞쪽 방향으로 힘을 적용한다.
- A/A의 경우, 머리를 동측으로 30° 돌림한 상태에서, C2의 관절기둥을 입쪽으로 엄지를 이용해 부드럽게 앞쪽 방향으로 힘을 적용한다.

생리적 운동이 동반된 종속운동 기법:

- 환자가 앉아 있을 때, 임상가는 환자의 옆쪽이나 뒤쪽에 선 자세를 취한다.
- 양측 엄지를 겹쳐서 치료하고자 하는 가로돌기나 가시돌기 위에 배치한다.
- 환자가 증상을 유발하는 생리적 운동을 수행하는 동안, 위앞쪽 방향의 힘을 증상이 있는 분절에 적용한다.
- 움직임이 전체적으로 일어나는 동안이나, 가동범위의 끝지점에 힘을 적용한다.
- 특이성을 향상시키기 위해, 힘의 방향을 약간 바꿀 수 있다.
- 환자가 능동으로 생리적 운동을 수행하면서, 가동 스트랩이나 타월을 이용해 자가 가동술을 수행한다.

생리적 돌림(ROT)이 동반된
목뼈의 중앙 앞쪽 활주와
편측 앞쪽 활주

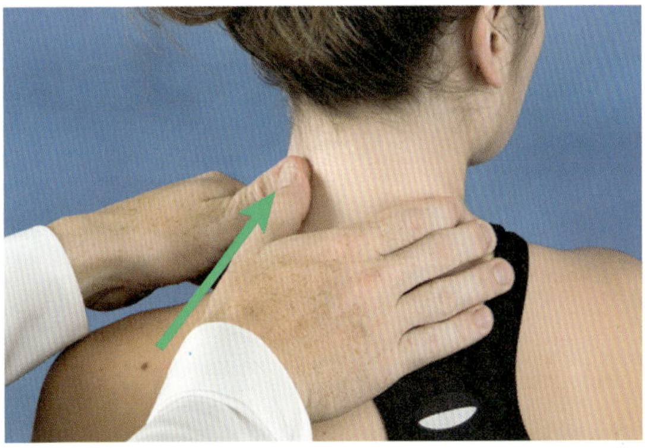

생리적 앞굽힘(FB)이 동반된
목뼈의 중앙 앞쪽 활주와
편측 앞쪽 활주

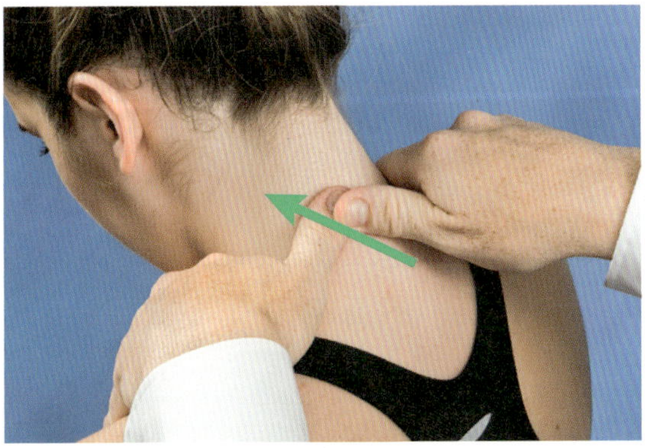

생리적 뒤굽힘(BB)이 동반된
목뼈의 중앙 앞쪽 활주와
편측 앞쪽 활주

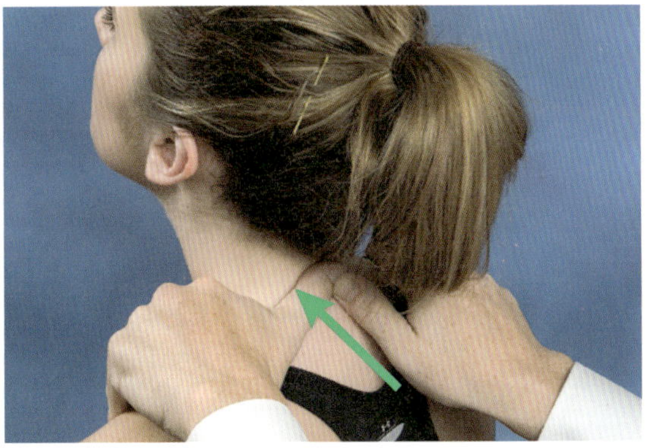

생리적 옆굽힘(SB)이 동반된
목뼈의 중앙 앞쪽 활주와
편측 앞쪽 활주

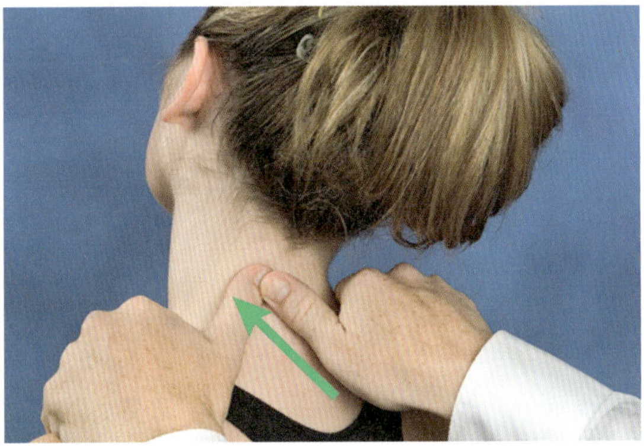

목뼈의 위쪽 활주(열림)

적응증:

- 분절의 위쪽 활주(열림)를 향상시키기 위해. 이것은 앞굽힘, 반대쪽 옆굽힘 및 반대쪽 돌림으로 구성된다.

환자:

- 머리와 목을 중립위로 하고 누운 자세를 취한다.

임상가:

- 환자의 머리쪽에서 선 자세를 취한다.
- *고정손:* 가동하는 동안 뒤통수뼈가 움직일 수 있도록 뒤통수뼈를 지지한다.
- *가동손:* 두 번째 손가락의 MCP 관절을 원하는 분절의 관절기둥에 배치한다.

종속운동기법:

- 뒤통수뼈에 놓인 고정손으로 가동시킬 분절을 반대쪽으로 돌림한다.
- 가동손으로 파셋관절을 환자의 눈쪽으로 당긴다.
- 다른 기법은 머리 움직임을 조절하고 지지하기 위해 머리 턱을 감싸 안듯이 잡는 방법이다. 이때 엄지는 동측 관절기둥에 배치하고, 집게손가락은 가시돌기를 감싼 후, 반대측 가로돌기에 배치한다. 위쪽 활주를 강화하기 위해, 엄지로 관절기둥에 힘을 적용하는 동안, 머리와 목의 돌림을 유지한다. 원하는 분절에 힘을 적용하기 위해 앞굽힘과 뒤굽힘의 각도를 변화시킬 수 있다.

생리적 운동이 동반된 종속운동 기법:

- 중앙 앞쪽 활주(glide)와 편측 앞쪽 활주를 위한 생리적 운동과 동반된 종속운동기법을 참조한다.

목뼈의 위쪽 활주(열림)

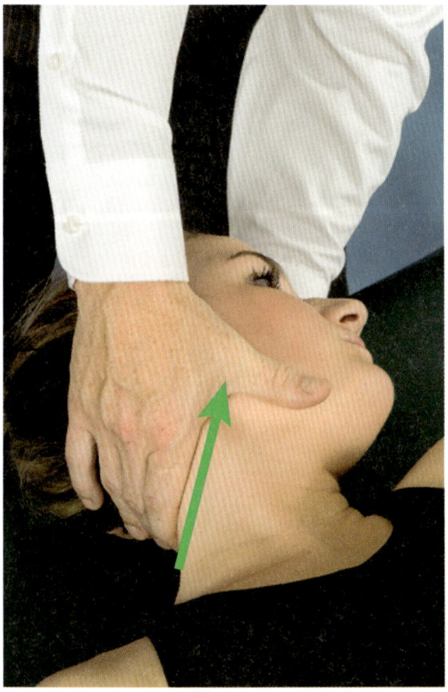

목뼈의 아래쪽 활주(닫힘)

적응증:

- 분절의 아래쪽 활주(닫힘)를 향상시키기 위해. 이것은 뒤굽힘, 동측 옆굽힘 및 동측 돌림으로 구성된다.

환자:

- 머리와 목을 중립위(in neutral)로 하고 누운 자세를 취한다. 그리고 머리를 테이블 밖으로 내어놓는다.

임상가:

- 환자의 머리쪽에서 선 자세를 취한다.
- *고정손:* 가동하는 동안 뒤통수뼈가 움직일 수 있도록 뒤통수뼈를 지지한다.
- *가동손:* 두 번째 손가락의 MCP 관절을 원하는 분절의 관절기둥에 배치한다.
  이때 임상가의 팔꿈치를 자신의 ASIS에다 대고, 아래팔을 반대쪽
  엉덩관절으로 향도록 각을 형성한다.

종속운동기법:

- 임상가는 환자의 머리를 뒤굽힘, 동측의 옆굽힘과 동측의 돌림되도록 유지하고, 고정손은 뒤통수뼈를 지지하고, 가동손은 환자의 반대쪽 엉덩관절로 힘이 가해지도록 아래뒤쪽 방향으로 힘을 가한다.

생리적 운동이 동반된 종속운동 기법

- 환자는 앉은 자세를 취하고, 임상가는 환자 뒤에서 선 자세를 취한다.
- 2번째 손가락의 손허리손가락관절을 치료할 분절의 관절기둥에 배치하고, 자신의 아래팔을 파셋관절의 치료면과 일직선되게 배치한다.
- 환자가 능동으로 옆굽힘과 동측 돌림을 하는 동안, 아래뒤쪽 방향의 힘을 적용한다.

목뼈의 아래쪽 활주(닫힘)

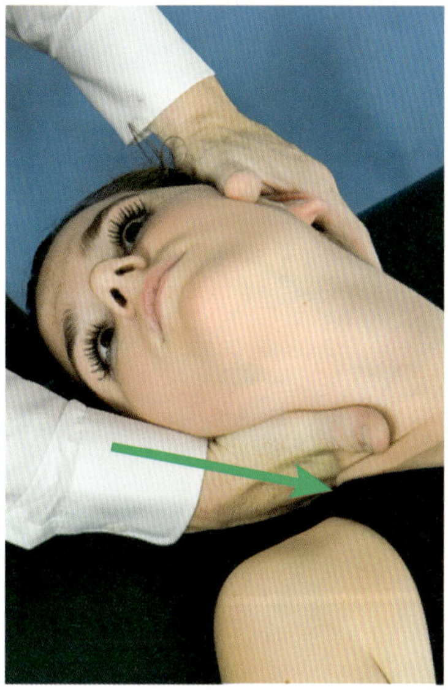

생리적 운동이 동반된
목뼈의 아래쪽 활주(닫힘)

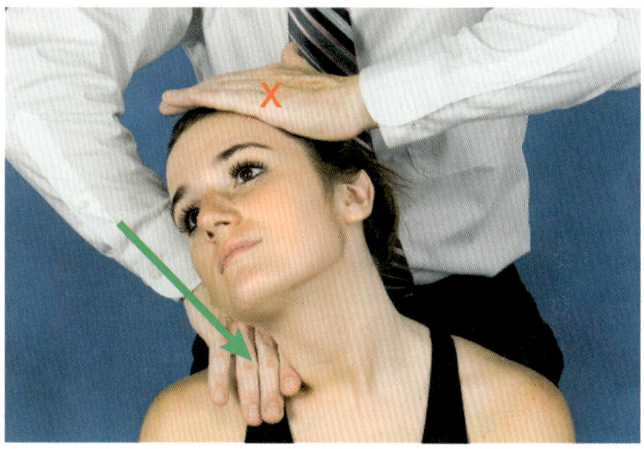

손가락 차단을 통한 목뼈 앞굽힘

적응증:

■ 전체 목뼈의 앞굽힘과 양측의 위쪽활주를 향상시키기 위해

환자:

■ 머리와 목을 중립위하고 앉은 자세를 취한다.

임상가:

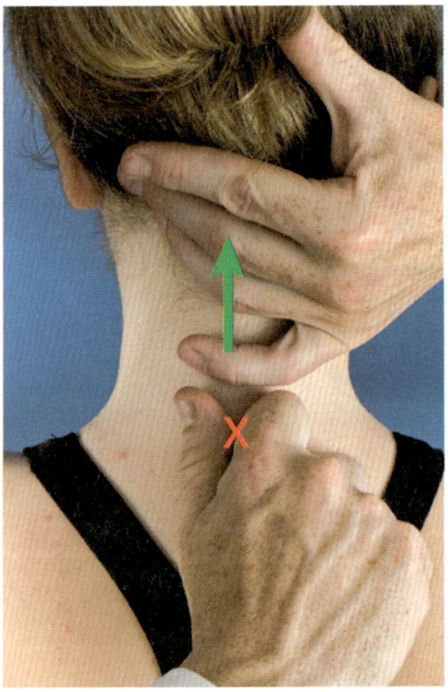

■ 환자의 측면에서 선 자세를 취한다.

■ *고정손:* 엄지와 굽힘된 2번째 손가락으로 "골프티(golf-tee)" 형태의 손가락 모양을 만든 후, 아래쪽 척추뼈의 움직임을 차단하기 위해 그 척추뼈의 가시돌기 위에 배치한다.

■ *가동손:* 임상가는 환자의 머리가 자신의 가슴에 안기듯이 자신의 팔로 잡는다. 그 다음, 치료하고자 하는 척추 분절의 위쪽 분절의 가시돌기를 가로질러 5번째 손가락을 배치한다.

종속운동기법:

■ 아래쪽 척추뼈를 고정한 상태에서, 머리와 목이 앞굽힘되도록 가동손을 움직인다.

생리적 운동이 동반된 종속운동 기법:

■ 환자와 임상가는 위에서 언급된 자세를 그대로 취한다.

■ 임상가가 치료하고자 하는 척추 분절의 아래쪽 척추를 고정손으로 움직임을 차단하는 동안, 환자는 임상가가 안내하는 대로 자신의 목을 능동으로 굽힌다.

손가락 차단을 통한 목뼈 옆굽힘

적응증:

- 목뼈 전반에 걸쳐 일어나는 옆굽힘을 향상시키고, 반대측 위쪽활주(열림)의 가동성을 향상시키기 위해

환자:

- 머리와 목을 중립위로 하고 앉은 자세를 취한다.

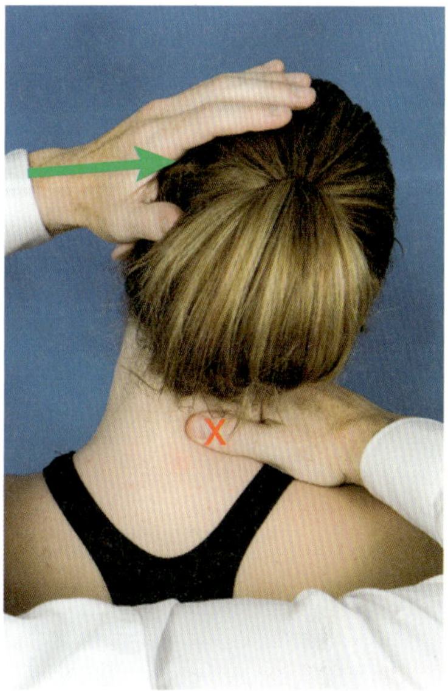

임상가:

- 환자 뒤에서 선 자세를 취한다.
- *고정손:* 치료하고자 하는 척추분절의 아래쪽 분절의 가시돌기 측면에 엄지를 배치한다.
- *가동손:* 손을 펴서 환자의 머리 측면에 배치한다.

종속운동기법:

- 엄지로 아래쪽 분절을 고정한 상태에서, 원하는 척추 레벨이 생리적 옆굽힘이 되도록 머리와 목을 움직인다.

생리적 운동이 동반된 종속운동 기법:

- 환자와 임상가는 위에서 언급된 자세를 그대로 취한다.
- 임상가가 치료하고자 하는 척추분절의 아래쪽 척추분절을 엄지로 움직임을 차단하는 동안, 환자는 임상가가 안내하는 대로 자신의 목을 능동으로 옆굽힘한다.

손가락 차단을 통한 목뼈 돌림

적응증:

- 목뼈 전반에 걸쳐 일어나는 돌림을 향상시키고, 반대측 위쪽활주(열림)의 가동성을 향상시키기 위해
- 고리중쇠관절(A/A)의 가동성을 향상시키기 위해

환자:

- 머리와 목을 중립위로 하고 앉은 자세를 취한다.

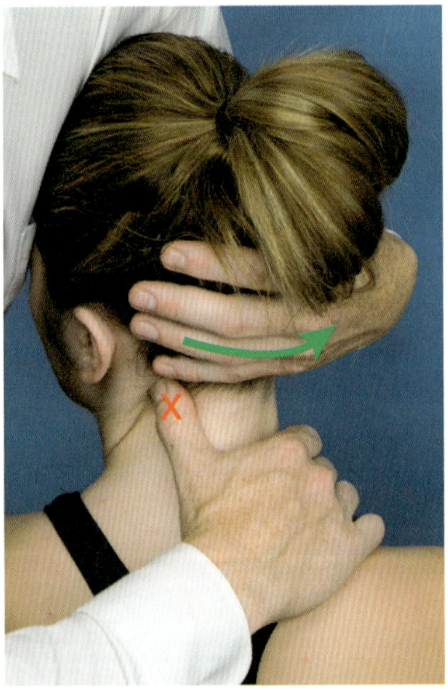

임상가:

- 환자 측면에서 선 자세를 취한다.
- *고정손:* 치료하고자 하는 척추분절의 아래쪽 분절의 관절기둥에 엄지를 배치하는데, 고정손은 임상가가 서 있는 쪽의 관절기둥에 배치한다.
- *가동손:* 임상가는 환자의 머리를 가슴으로 안듯이 자신의 팔로 유지한다. 그리고 5번째 손가락을 치료하고자 하는 척추분절의 위쪽 분절의 가시돌기를 가로질러 배치한다.

종속운동기법:

- 엄지로 아래쪽 분절을 고정한 상태에서, 가동손으로 머리와 목을 돌림시킨다.

생리적 운동이 동반된 종속운동 기법:

- 환자와 임상가는 위에서 언급된 자세를 그대로 취한다.
- 임상가가 치료하고자 하는 척추분절의 아래쪽 척추분절을 엄지로 움직임을 차단하는 동안, 환자는 임상가가 안내하는 대로 자신의 목을 능동으로 돌림한다.

뒤통수밑의 견인

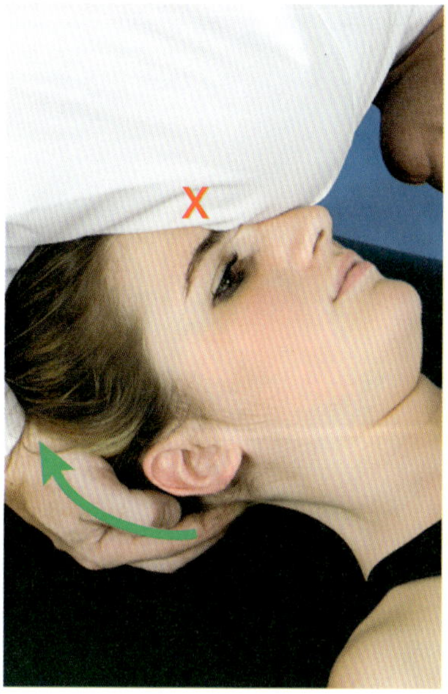

적응증:

- ■ 뒤통수밑 부분의 모든 생리적 운동을 향상시키기 위해

환자:

- ■ 머리와 목을 중립위로 하고 누운 자세를 취한다.

임상가:

- ■ 환자의 머리쪽에서 앉은 자세를 취한다.
- ■ 양쪽 손의 손가락끝을 뒤통수뼈에 있는 아래 목덜미선의 바로 아래쪽에 배치한다.

종속운동기법:

- ■ 임상가는 부드러운 견인력을 적용한다.
- ■ 견인을 향상시키기 위해, 머리를 앞쪽으로 끄덕인다. 임상가는 자신의 어깨 앞쪽을 환자의 이마에다 붙이고, 손가락으로 견인력을 적용할 때 받침점으로 이용한다.
- ■ 약간의 옆굽힘은 특이성을 증가시킨다.
- ■ 이 기법을 하기 전에, 부드러운 등척성의 뒤굽힘을 수행한다.

생리적 운동이 동반된 종속운동 기법:

- ■ 환자와 임상가는 위에서 언급된 손잡기를 그대로 하고, 위와 같은 자세를 취한다.
- ■ 임상가가 부드러운 견인력을 제공하는 동안, 환자는 머리를 앞쪽으로 약간 움직인다.

뒤통수밑의 가로활주

적응증:

- O/A와 A/A의 가동성을 향상시키기 위해(특히, 옆굽힘을 향상하기 위해)

환자:

- 머리와 목을 중립위로 하고 누운 자세를 취한다.

임상가:

- 환자의 머리쪽에서 앉은 자세를 취한다.
- *고정:* 활주하는 방향과 같은 쪽으로 턱을 감싸듯이 잡는다.
- *가동손:* 2번째 MCP관절을 C1의 가쪽덩어리에 배치한다.
- 머리를 반대쪽으로 돌림하면서, 임상가는 가동손의 손가락으로 C1의 가쪽덩어리를 촉진하면서 그 위치를 확인한다. 손가락 대신에 2번째 MCP의 노쪽면을 C1의 가쪽덩어리에 배치함으로써, 턱을 감싸는 손배치를 완성한다.

종속운동기법:

- C1-C2의 움직임은 약간의 머리 옆굽힘에 의해 동원된다.
- 고정손은 턱을 감싸는 자세를 그대로 유지하고, 가동손은 2번째 MCP로 가쪽덩어리에 가로의 힘을 적용하면서 환자의 머리를 옆굽힘시킨다.

생리적 운동이 동반된 종속운동 기법

- 환자는 앉은 자세를 취하고, 임상가는 환자 뒤에 앉는다.
- 가동손을 가쪽덩어리에 배치하는 것은 제외하고는 나머지 자세는 동일한다. 환자가 가쪽 활주 방향으로 능동적으로 옆굽힘을 하는 동안, 임상가는 가로활주를 일으키는 힘을 적용한다.
- 활주가 수행되는 동안, 환자 머리 위쪽에 놓인 임상가의 손은 환자의 머리가 옆굽힘되도록 안내한다.

뒤통수밑 가로활주

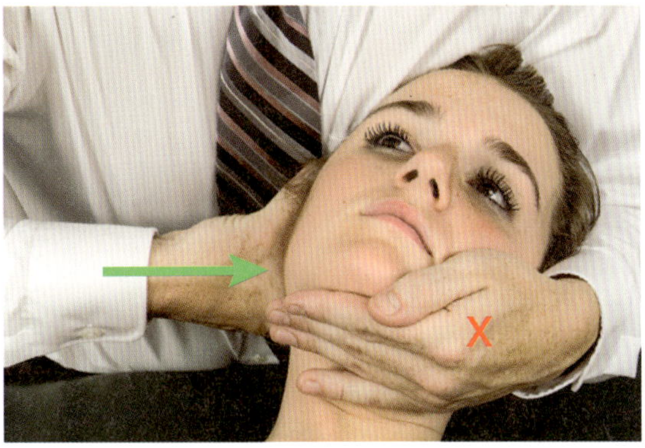

생리적 운동이 동반된
뒤통수밑 가로활주

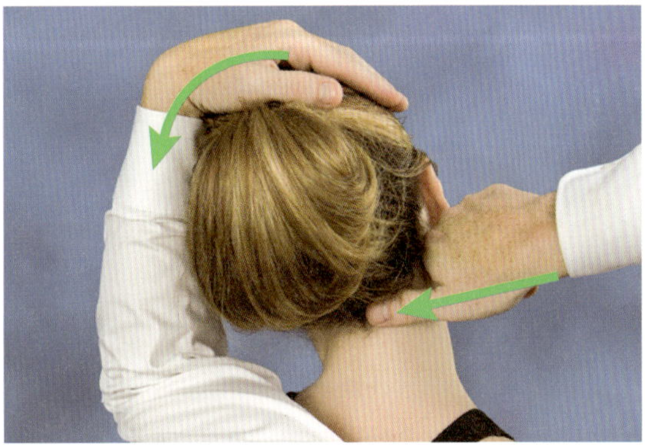

고리중쇠관절(O/A)의 편측 끄덕임

적응증:

- 고리중쇠관절고리중쇠관절 (환축관절, atlanto-axial)의 가동성을 향상시키기 위해

환자:

- 머리와 목을 중립위로 하고 누운 자세를 취한다.

임상가:

- 환자의 머리쪽이나 환자의 측면에서 앉은 자세를 취한다.
- *고정손:* 가운데 손가락끝을 반대쪽 고리뼈 가쪽덩어리나 뒤쪽 고리에 배치한다.
- *가동손:* 손을 펴서 환자의 이마에 배치한다.

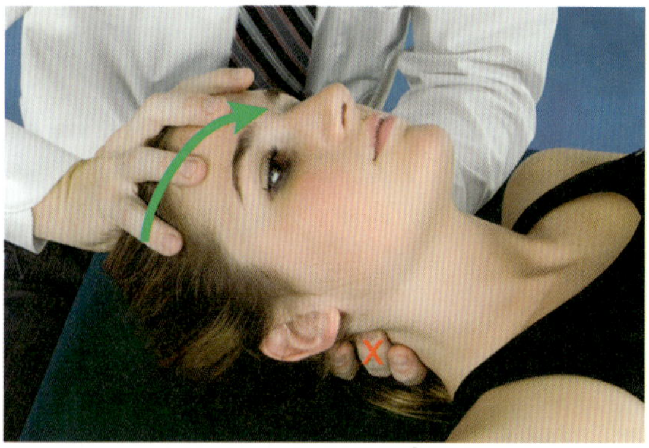

종속운동기법:

- 고정손의 반대힘에 대항해 가동손으로 환자의 머리를 앞쪽으로 끄덕인다.
- 고정 손의 손가락의 반대힘에 대항해 가장 제한 큰 방향쪽으로 턱을 경사시킴으로써 힘의 방향을 약간 변화시킨다.

생리적 운동이 동반된 종속운동 기법:

- 환자와 임상가는 위에서 언급된 자세를 그대로 취한다.
- 환자는 머리를 앞쪽으로 끄덕임한다.

고리중쇠관절(O/A)의 빠른 견인 트러스트

적응증:

- 고리중쇠관절의 모든 방향의 가동성을 향상시키기 위해

환자:

- 머리와 목을 중립위로 하고, 누운 자세를 취한다.

임상가:

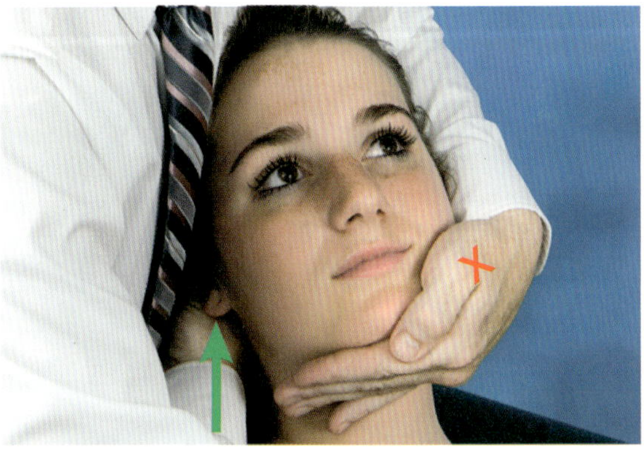

- 환자의 측면에서 선 자세를 취한다.
- *고정손:* 환자의 뒤통수와 아래턱에 아래팔를 붙이고, 손바닥으로 턱을 감싼다.
- *가동손:* 2번째 손가락의 MCP 관절을 동측의 꼭지돌기에 배치한다.

종속운동기법:

- 조직저항이 느껴질 때까지 아래팔로 머리를 굽힘하고, 옆굽힘하고 돌림한다. 조직저항이 느껴지면, 턱을 잡고 있는 손으로 부드러운 스퀴즈(squeez)를 적용한다. 그리고 그 다음, 가동손을 통해 머리쪽 방향의 빠른 직선적 트러스트를 적용한다.

목뼈 아래쪽 활주(닫힘)의 빠른 트러스트

적응증:

■ 중간목뼈의 아래쪽 활주(닫힘)을 향상시키기 위해

환자:

■ 머리와 목을 중립위로 하고, 누운 자세를 취한다.

임상가:

■ 환자의 측면에서 선 자세를 취한다.

■ *고정손:* 아래팔로 환자의 뒤통수와 아래턱을 고정하고, 턱을 안듯이 감싸 잡는다.

■ *가동손:* 가동시킬 척추 분절에 2번째 손가락의 PIP를 배치한다.

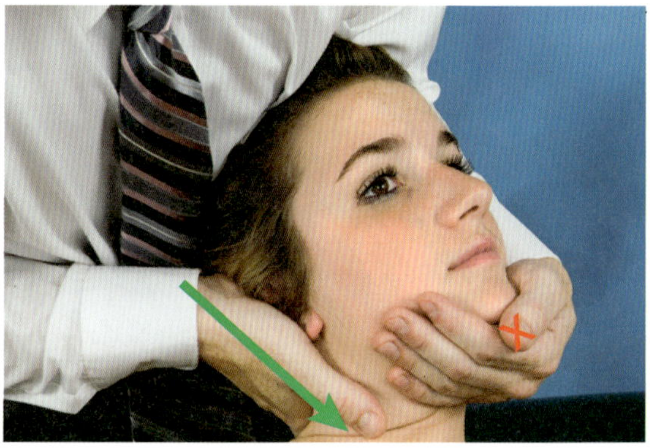

종속운동기법:

■ 분절을 가동시키기 위해, 제일 먼저 머리와 목을 굽힘하거나 펴하고, 그 다음 파셋관절이 잠길 수 있도록 가동분절을 반대측으로 돌림한다. 마지막으로, 가동시키는 쪽으로 그 분절을 옆굽힘시킨다.(즉, 만약 C5-C6의 오른쪽을 가동시킨다면, 끝범위의 저항이 각 면에서 느껴질 때까지 C5-C6가 아래쪽으로 활주할 수 있도록 먼저 목을 펴하고, 그 다음 왼쪽으로 돌림한다. 그리고 오른쪽으로 옆굽힘한다.)

■ 일단 3면 모두에서 끝범위에 도달하면, 빠른 트러스트를 옆굽힘 방향으로 적용한다. 그리고 부가적인 견인이 이 기법을 효율적으로 적용하는데 도움을 줄 수 있다.

윗등뼈의 위쪽 활주(Scoop 기법)

적응증:

- 위쪽등뼈의 위쪽활주의 가동성을 향상시키기 위해

환자:

- 앉은 자세를 취한 후, 양팔을 서로 겹친 후 이마를 아래팔에다 배치한다.

임상가:

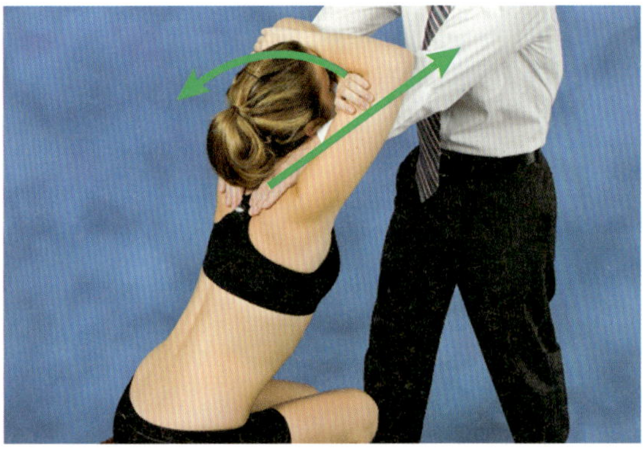

- 환자의 앞쪽에서 다리를 벌리고, 선 자세를 취한다.
- *고정:* 환자의 체중을 이용한다.
- *가동손:* 양 손의 2번째와 3번째 손가락을 가동시킬 분절의 위쪽 분절의 관절기둥에다 배치한다. 척추분절의 좌우측을 모두 위쪽 활주시키기 위해서는(앞굽힘을 위해), 양손의 손가락을 각각의 관절기둥에 배치하고, 한쪽만 활주시키기 위해서는(옆굽힘과 돌림을 위해) 그쪽 관절기둥에만 손가락을 배치한다. 임상가는 자신의 손접촉이 완전할 수 있도록, 환자 팔 밑으로 통과시켜 잡는다.

종속운동기법:

- 환자의 팔을 반대힘으로 이용한다. 임상가가 자신의 체중을 앞에서 뒤쪽으로 이동시키면서, 접촉된 손가락을 이용하여 위앞쪽 방향의 힘을 적용한다.

생리적 운동이 동반된 종속운동 기법:

- 위에서 언급되었듯이, 환자가 능동으로 폄을 할 때, 임상가는 환자의 움직임을 도와주는 방식으로 진행한다.

등뼈의 가동 기법
(Thoracic Spine Mobilization Techniques)

중간-아래 등뼈의 중앙 활주와 편측 활주

적응증:

- 등뼈의 모든 생리적 운동을 향상시키기 위해

환자:

- 머리와 목을 중립위로 하고 엎드린 자세를 취한다. 이때 가슴 밑에 베개를 받쳐 준다.

임상가:

- 환자의 측면에서 선 자세를 취한다.
- *고정:* 베개와 테이블을 이용한다.
- *가동손:* 아래와 같은 가동손의 접촉을 이용한다:
  - 엄지를 콩알뼈 먼쪽 부위에서 아랫방향으로 배치한다.
  - 척추뼈의 양쪽 가로돌기에 손가락을 접촉시키기 위해, 2번째와 3번째 손가락을 벌려 배치한다.
  - 인접한 척추뼈의 다른쪽 가로돌기에 손가락을 접촉시키기 위해(즉, T5의 왼쪽 가로돌기와 T6의 오른쪽 가로돌기), 2번째와 3번째 손가락을 벌려 배치한다.
  - 가로돌기 위에 양손의 엄지를 서로 겹쳐 놓거나, 엄지 위에 새끼두덩을 올려놓는다.

종속운동기법:

- 양쪽의 가동손을 통해 앞쪽 방향으로 힘을 적용한다. 위쪽등뼈(T1-T4)의 경우는, 힘을 위쪽과 앞쪽으로 적용한다.
- 환자로 하여금 머리와 목을 돌림된 자세로 취하게 한 후, 가동쪽의 반대쪽에 편측 활주를 적용한다.

생리적 운동이 동반된 종속운동 기법

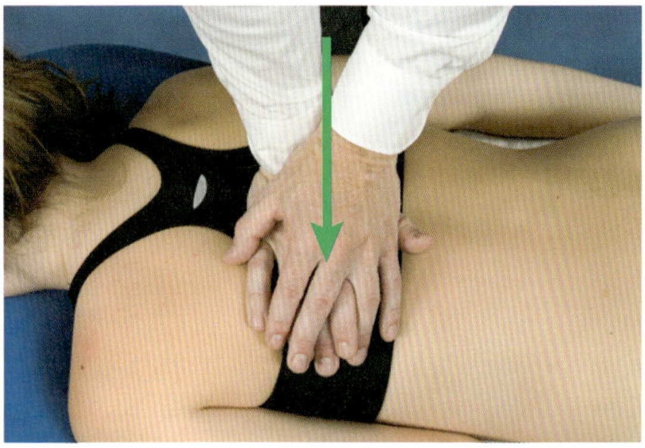

- 앞굽힘(FB): 환자는 앉은 자세를 취하고, 팔짱끼고 그 팔을 가슴에 붙인다. 임상가의 고정손은 팔짱낀 환자의 팔을 자신의 팔로 감싼 후, 반대쪽 어깨에 손을 배치한다. 가동손의 새끼두덩을 가동시킬 분절의 가시돌기나 가로돌기에 배치한다.
- 뒤굽힘(BB): 환자는 앉은 자세를 취하고, 팔짱끼고 그 팔을 머리 위로 들어올린다. 임상가는 환자의 팔짱낀 팔과 머리를 지지한다. 가동손의 새끼두덩을 가동시킬 분절의 가시돌기나 가로돌기에 배치한다.
- 옆굽힘(SB): 환자는 앉은 자세를 취하고, 팔짱끼고 그 팔을 가슴에 붙인다. 임상가쪽으로의 옆굽힘을 위해, 임상가는 환자의 동측 어깨 위에, 자신의 어깨를 올려놓는다. 그리고 임상가 반대쪽으로 옆굽힘시키기 위해서는, 환자의 팔짱낀 팔 사이로 임상가의 팔을 통과시킨 후, 반대쪽 어깨를 잡는다. 가동손의 새끼두덩을 가동시킬 분절의 가시돌기나 가로돌기에 배치한다.
- 돌림(ROT): 환자는 앉은 자세를 취하고, 팔짱끼고 그 팔을 가슴에 붙인다. 환자의 팔짱낀 팔 사이로 임상가의 팔을 통과시킨 후, 반대쪽 어깨를 잡는다. 가동손의 새끼두덩을 가동시킬 분절의 가시돌기나 가로돌기에 배치한다.
- 임상가는 가동손으로 힘을 적용하면서 그리고 끝범위에서는 그 힘을 그대로 유지시키면서 환자의 각 움직임을 도와준다.

생리적 앞굽힘(FB)이
동반된 중간-아래 등뼈의
중앙 앞쪽 활주와
편측 앞쪽 활주

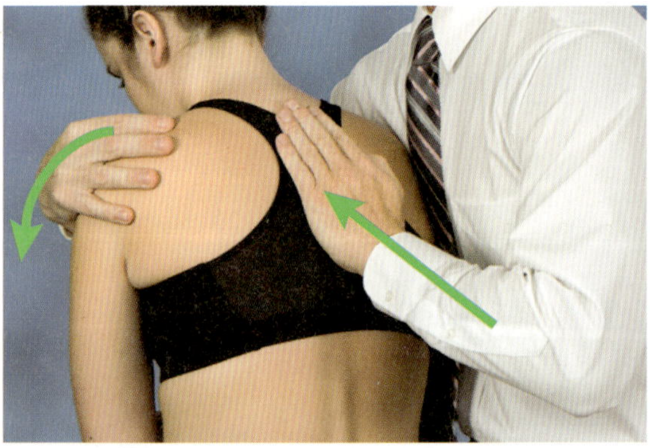

생리적 뒤굽힘(BB)이
동반된 중간-아래 등뼈의
중앙 앞쪽 활주와
편측 앞쪽 활주

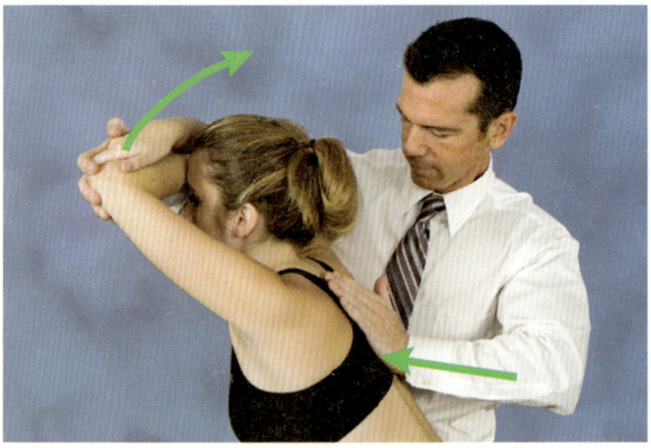

생리적 옆굽힘(SB)이
동반된 중간-아래 등뼈의
중앙 앞쪽 활주와
편측 앞쪽 활주

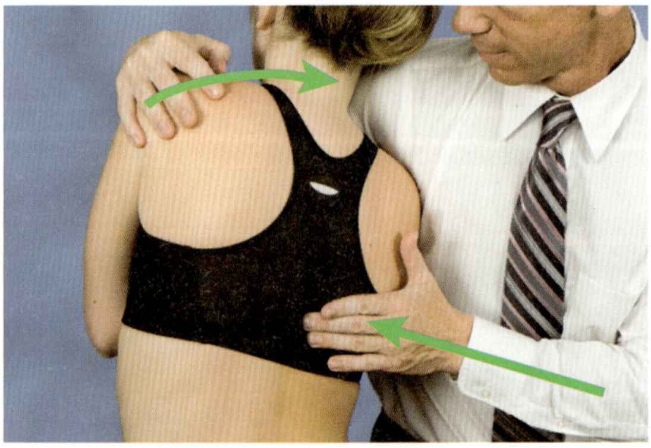

생리적 돌림(ROT)이
동반된 중간-아래 등뼈의
중앙 앞쪽 활주와
편측 앞쪽 활주

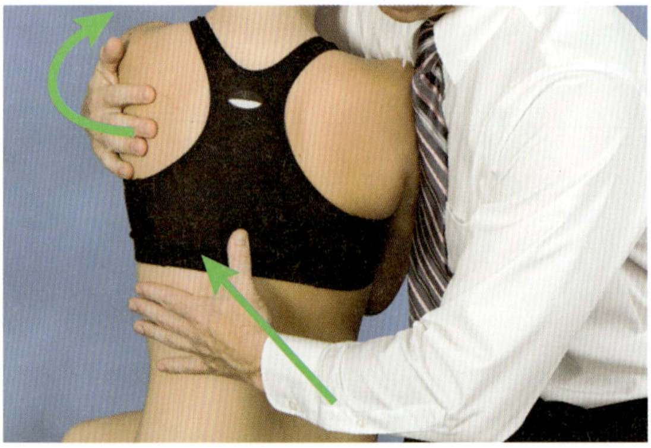

손가락 차단을 통한 등뼈의 생리적 옆굽힘

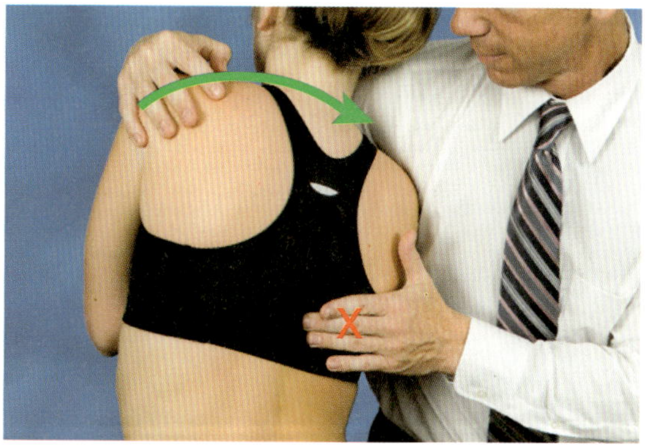

적응증:

- 등뼈 전체의 옆굽힘과 열림 가동성을 향상시키기 위해

환자:

- 환자는 팔짱을 끼고 앉은 자세를 취한다.

임상가:

- 환자의 측면에서 선 자세를 취한다.
- 임상가쪽으로의 옆굽힘을 위해, 자신의 어깨를 환자의 동측 어깨 위에 올려놓는다. 임상가 반대쪽으로의 옆굽힘을 위해서는, 팔짱낀 팔 사이로 임상가의 팔을 통과시킨 후, 반대쪽 어깨를 잡는다. 이때 가동손인 다른 손을 치료하고자 하는 분절의 아래쪽 분절의 가시돌기 옆쪽(환자가 움직이는 방향쪽)에 배치한다.

기법:

- 임상가는 치료하고자 하는 분절을 위해, 그 아래쪽 분절에서 일어나는 움직임을 차단함으로써 환자의 옆굽힘을 도와준다.
- 환자가 임상가의 안내에 따라 능동으로 옆굽힘을 한다. 이때 임상가는 치료하고자 하는 분절의 아래쪽 분절을 고정손으로 차단한다.

손가락 차단을 통한 등뼈의 생리적 돌림

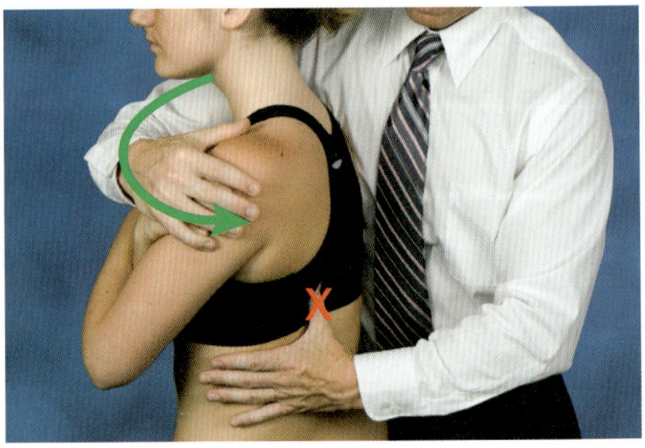

적응증:

■ 등뼈 전체의 돌림과 열림 가동성을 향상시키기 위해

환자:

■ 환자는 팔짱을 끼고 앉은 자세를 취한다.

임상가:

■ 환자의 팔짱낀 팔 사이로 임상가의 팔을 통과시킨 후, 반대쪽 어깨를 잡는다. 그리고 환자가 돌림하는 쪽의 아래쪽 척추분절의 가로돌기 위에 엄지를 배치한다.

기법:

■ 임상가는 치료하고자 하는 분절을 위해, 그 아래쪽 분절에서 일어나는 움직임을 차단함으로써 환자의 돌림을 도와준다.

■ 환자가 임상가의 안내에 따라 능동으로 돌림을 한다. 이때 임상가는 치료하고자 하는 분절의 아래쪽 분절을 고정손으로 차단한다.

등뼈의 앞쪽 활주와 빠른 돌림 트러스트(Screw 기법)

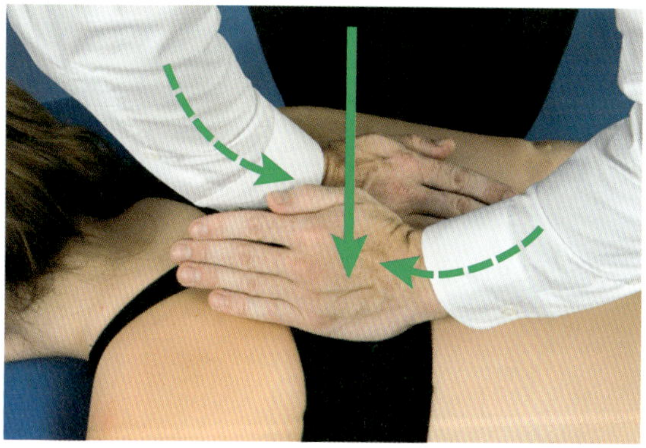

적응증:

- 전체 등뼈의 분절 가동성을 향상시키기 위해

환자:

- 머리와 목을 중립위로 하고 엎드린 자세를 취한다. 이때 가슴 아래에 베개를 배치한다.

임상가:

- *고정:* 환자의 체중과 테이블을 이용한다.
- *가동손:* 환자 측면에서 선 자세를 취하고, 환자의 등뼈에 수직되도록 임상가의 어깨를 위치시킨다. 양손의 새끼두덩을 각기 앞쪽 활주시킬 분절의 반대편 가로돌기에 배치하거나 돌림과 앞쪽 활주를 동시에 일으킬 인접한 분절의 반대쪽 가로돌기에 배치한다. 그리고 자신의 팔꿉관절을 굽힌다.

종속운동 기법:

- 양손에 압력을 증가시켜 연부조직이 팽팽해지도록 한다. 끝범위에 도달할 때까지 양손을 통해 앞쪽 방향의 힘을 적용한 후, 빠른 속도의 트러스트를 적용한다.

등뼈 분절의 앞쪽 활주와 빠른 돌림 트러스트(Pistol 기법)

적응증:

- 중간등뼈의 분절 가동성을 주로 향상시키기 위해

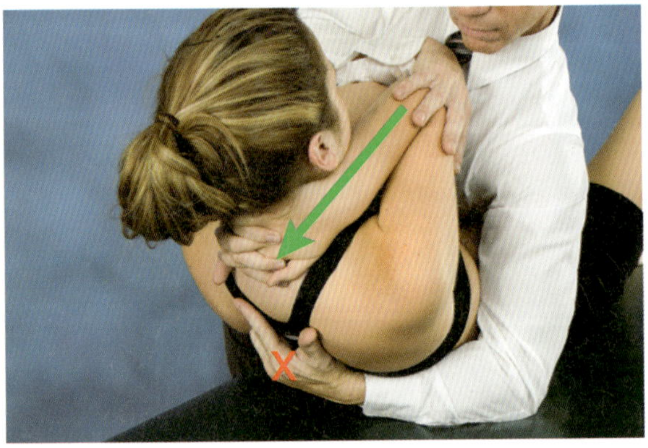

환자:

- 누운 자세를 취하고, 양손을 깍지껴서 목 뒤를 잡거나 가슴 앞쪽으로 팔짱을 낀다. 그리고 국소화를 위해 약간 옆굽힘을 한다.

임상가:

- 환자의 측면에서 선 자세를 취한다.
- *고정손:* 손을 권총모양으로 엄지두덩을 가동시킬 분절의 아래쪽 분절의 가로돌기에 배치한다. 굽힘된 3번째 손가락을 가동시킬 분절의 위쪽 분절의 반대측 가로돌기에 배치한다. 그리고 엄지두덩을 굽힘한다. 3번째 손가락을 가동시킬 척추분절 위에도 배치할 수 있다.
- *가동손:* 움직임을 조절하기 위해 임상가의 아래팔로 환자의 굽힘된 팔꿈치와 아래팔을 잡는다. 혹은 치료하고자 하는 분절의 움직임을 조절하기 위해 목과 위쪽 등뼈 아래에 가동손을 배치할 수도 있다.

종속운동 기법:

- 환자는 치료되고자 하는 분절의 움직임이 일어날 때까지 천천히 고정손 쪽으로 자신의 몸통을 내린다.
- 일단 끝범위까지 움직임이 일어나면, 빠른 속도의 트러스트를 적용한다. 즉, 팔짱낀 환자의 팔이나 위팔뼈의 긴축을 통해 뒤쪽으로 힘을 가한다.

위-중간 등뼈의 빠른 견인 트러스트

적응증:

- 위쪽 등뼈에서 중간 등뼈에 이르는 분절 가동성을 향상시키기 위해

환자:

- 앉은 자세를 취한 후, 손가락을 깍지끼고 머리 뒤에 배치한다.

임상가:

- *고정:* 환자의 체중을 이용한다.
- *가동손:* 환자 뒤쪽에 서서, 환자의 팔 안으로 손을 통과시켜 목 뒤쪽에서 양손을 겹쳐 잡는다. 또는 아래쪽의 척추 분절을 가동시키기 위해서는, 굽힘된 팔꿉관절을 잡을 수도 있다.

종속운동 기법:

- 손잡기를 잘 유지한 채, 자신의 몸을 뒤쪽으로 기울이면서 치료하고자 하는 레벨까지 환자를 굽힘한다. 환자는 임상가의 팔을 누르듯이 아랫방향으로 힘을 가한다. 손잡기를 잘 유지한 채, 환자의 위쪽 등뼈에 견인력을 적용할 수 있도록 환자를 뒤쪽과 위쪽으로 당긴다. 일단 치료하고자 하는 분절에서 움직임이 일어나면, 빠른 속도의 트러스트를 적용한다.

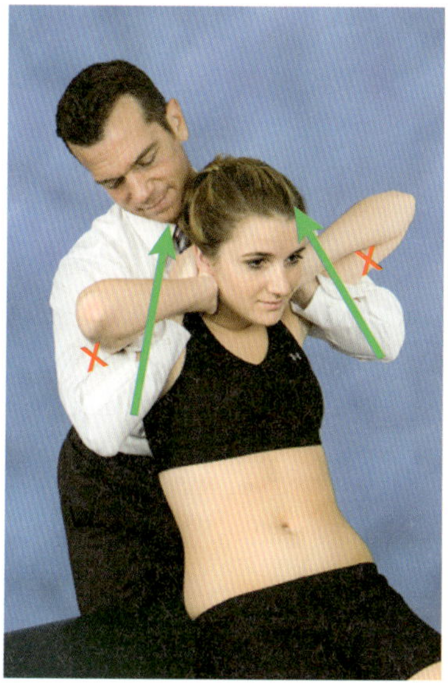

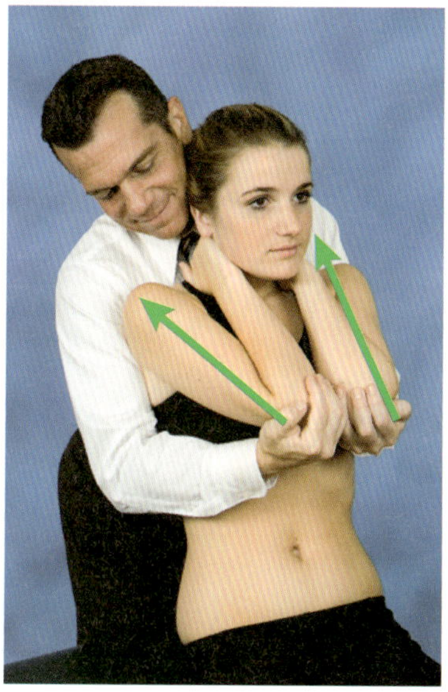

위쪽 등뼈 파셋관절의 빠른 맞섬 차단 트러스트

적응증:

- 치료하고자 하는 위쪽 등뼈의 편측 열림을 향상시키기 위해

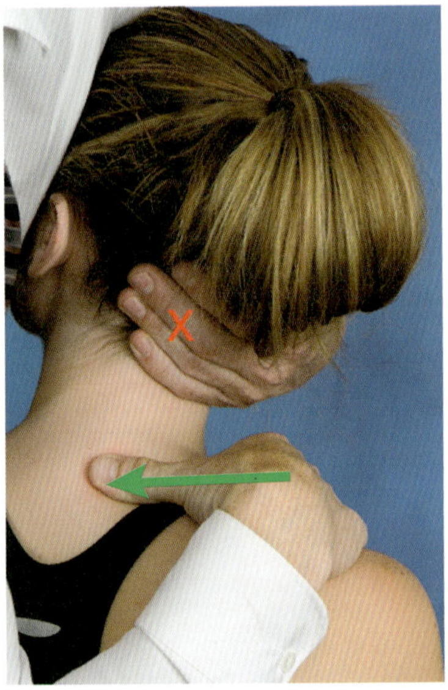

환자:

- 머리와 목을 중립위로 하고 앉은 자세를 취한다.

임상가:

- 손가락 차단을 하는 반대쪽에서 선 자세를 취한다.
- *고정손:* 환자의 머리와 목뼈/위쪽 등뼈를 옆굽힘하고 돌림한다. 임상가쪽으로 돌림하고 반대쪽으로 옆굽힘하기 위해서는, 위쪽 분절의 파셋 맞섬 차단을 제공해야 한다. 이때 환자의 머리를 임상가의 가슴에 밀착시킨다.
- *가동손:* 손가락이나 엄지를 치료하고자 하는 분절의 아래쪽 분절의 가시돌기 옆면에서 배치한다.

종속운동 기법:

- 모든 손잡기를 잘 유지하고 치료 분절까지 동원되면, 임상가는 쭈그린 자세에서 일어서는 자세로 움직이면서 부드러운 견인력을 적용한다.
- 일단 끝범위에 도달하면, 가시돌기의 옆면에 놓인 가동손을 통해 빠른 속도의 가로방향 트러스트를 적용한다.

첫 번째 갈비뼈의 내림

적응증:

- 올라간 갈비뼈의 정상 자세와 움직임을 향상시키기 위해. 그리고 변화된 호흡패턴으로 목 앞쪽근육의 과긴장과 TOS를 치료하는 기법으로 작용한다.

환자:

- 임상가의 무릎 위에 팔을 올려놓고 앉은 자세를 취한다. 그리고 가동되는 쪽으로 머리를 옆굽힘하고 돌림한다.
- 다른 자세: 누운 자세에서 가동되는 쪽으로 목뼈를 옆굽힘하고 돌림한다.

임상가:

- 테이블 위에 반무릎 자세를 취한다. 테이블의 머리쪽에 서서 환자를 바라본다.
- *고정손:* 팔을 고정하고 환자의 머리를 옆굽힘시킨다.
- *가동손:* 2번째 MCP 관절의 노쪽을 1번 갈비뼈의 윗면에다 배치한다. 아래팔로 아래안쪽 방향의 힘을 적용한다.

종속운동기법:

- 환자는 앞아래안쪽 방향의 압력이 1번 갈비뼈에 가해지도록 임상가의 굽힘된 무릎쪽으로 자신의 몸을 기울인다. 다른 자세: 환자가 숨을 내쉴 때, 1번 갈비뼈를 환자의 반대쪽 ASIS 쪽인 아랫방향으로 가동시킨다.
- 1번 갈비뼈가 아랫방향으로 향할 때, 환자는 숨을 들여 쉼으로써 제한된 구조물을 특별히 가동시킨다.

생리적 운동이 동반된 종속운동 기법

- 가동될 갈비뼈를 가로질러 타월을 배치한다. 이때 환자는 타월의 한쪽 끝을 자신의 겨드랑이 밑에 고정시키고, 타월의 다른 쪽 끝을 손으로 잡는다.
- 환자가 숨을 내쉬고 목뼈를 반대쪽으로 옆굽힘할 때, 타월로 1번 갈비뼈에 아랫방향의 힘을 적용한다.

생리적 돌림이 동반된 목뼈의 중앙 앞쪽 활주와 편측 앞쪽 활주

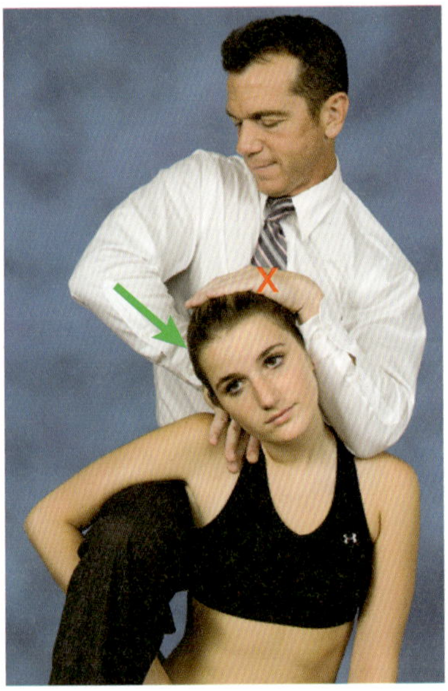

생리적 앞굽힘이 동반된 목뼈의 중앙 앞쪽 활주와 편측 앞쪽 활주

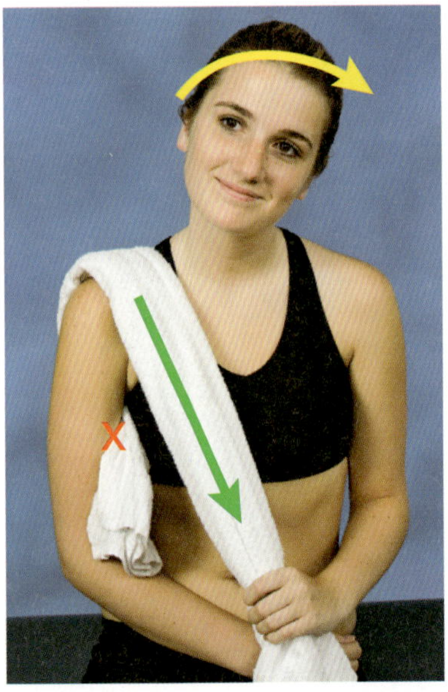

갈비뼈 올림(들숨) 가동기법

적응증:

- 내려간 갈비뼈의 정상 자세와 움직임을 향상시키기 위해(즉, 갈비뼈는 숨을 들여 쉴 때 양동이손잡이 동작을 할 수 없다.); 3-10번 갈비뼈에서 좋은 효과가 나타난다.

환자:

- 기법 1: 위쪽 팔을 머리 위쪽으로 올리고 옆으로 누운 자세를 취한다.
- 기법 2: 앉은 자세에서 양팔을 팔짱낀다.

임상가:

- 테이블의 머리쪽에서 선 자세를 취한다.
- *고정손:* 옆으로 누운 자세나 앉은 자세를 환자가 취할 때, 손갈퀴를 가동될 갈비뼈의 아래쪽 갈비뼈에 배치한다.
- 가동손:
  - 기법 1: 임상가는 머리 위로 올라간 환자의 팔을 지지한다.
  - 기법 2: 임상가는 팔짱낀 환자의 팔 사이로 자신의 팔을 통과시켜 반대쪽 어깨 위에 손을 올려놓는다.

종속운동기법:

- 기법 1:
  - 임상가는 가동손을 이용해 환자의 갈비뼈를 올림시켜, 갈비뼈 사이의 간격을 벌어지게 만든다. 이때 갈비뼈에 배치된 손을 잘 유지해야 한다.
  - 환자가 숨을 들여쉴 때, 환자의 호흡에 맞게 힘을 적용해야 한다.
- 기법 2:
  - 임상가는 가동손을 이용해 환자를 반대쪽으로 옆굽힘시켜, 갈비뼈 사이의 간격을 벌어지게 만든다. 이때 갈비뼈에 배치된 손을 잘 유지해야 한다.
  - 환자가 숨을 들여쉴 때, 환자의 호흡에 맞게 힘을 적용해야 한다.

생리적 운동이 동반된 종속운동 기법:

■ 환자는 앉은 자세를 취한다. 환자가 능동적으로 팔을 올림하고 반대쪽으로 옆굽힘하고 숨을 들여쉴 때, 임상가는 위쪽 방향의 힘을 적용한다.

생리적 돌림이 동반된
목뼈의 중앙 앞쪽 활주와
편측 앞쪽 활주

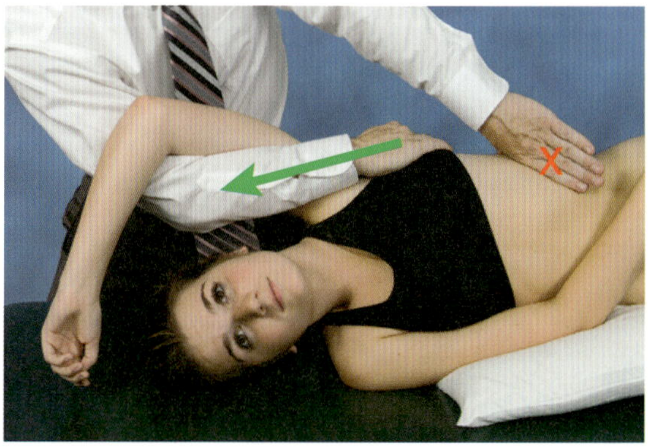

생리적 앞굽힘이 동반된
목뼈의 중앙 앞쪽 활주와
편측 앞쪽 활주

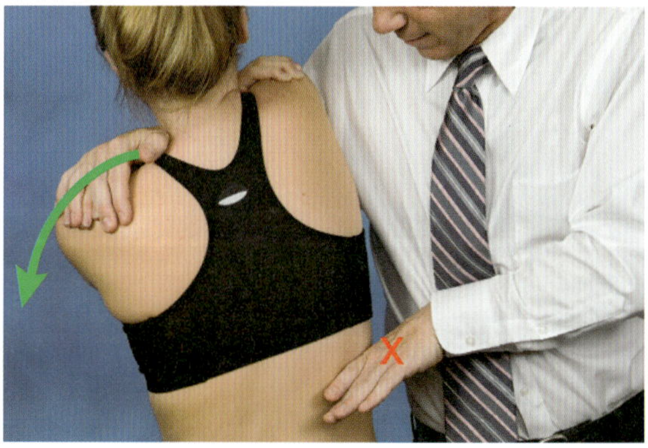

갈비뼈 내림(날숨) 가동기법

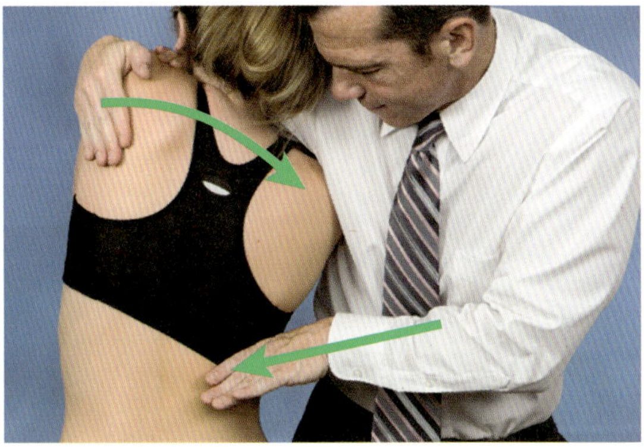

적응증:

- 올라간 갈비뼈의 정상적인 자세와 움직임을 향상시키기 위해
- 3-10번 갈비뼈에서 효과가 가장 좋다.

환자:

- 앉은 자세에서 팔짱을 낀다.

임상가:

- 가동시키는 쪽에서 선 자세를 취한다.
- *고정손:* 손갈퀴를 가동시킬 갈비뼈에 접촉한다.
- *가동손:* 임상가는 팔짱낀 환자의 팔사이로 손을 통과시킨 후, 환자의 동측 어깨 위에 임상가의 겨드랑이를 배치한다. 한 손은 몸통의 반대쪽에 배치한다.

종속운동기법:

- 환자는 임상가쪽으로 옆굽힘한다. 이때 임상가는 갈비뼈를 잡고 있는 손으로 아랫방향의 힘을 가한다.
- 임상가는 환자가 날숨할 때 힘을 적용한다.

생리적 운동이 동반된 종속운동 기법:

- 환자는 앉은 자세를 취한다. 환자가 능동적으로 동측 옆굽힘과 숨을 내쉴 때, 임상가는 아랫방향의 힘을 적용한다.

갈비뼈 앞쪽 가동기법

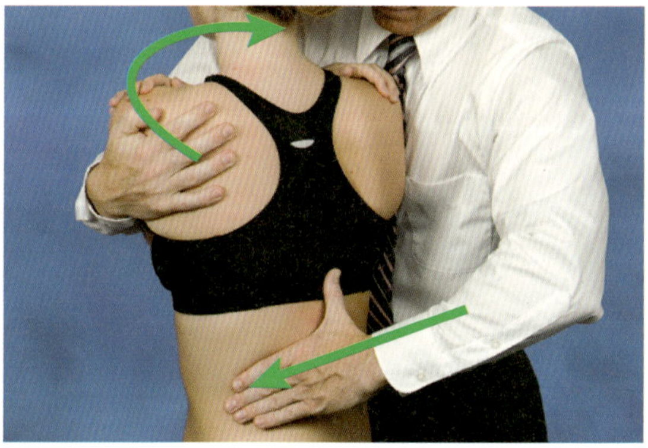

적응증:

- 뒤쪽으로 아탈구되거나 저가동성의 갈비뼈의 정상 자세와 움직임을 향상시키기 위해. 3-10번 갈비뼈에서 가장 효과가 좋다.

환자:

- 앉은 자세에서 팔짱을 낀다.

임상가:

- 가동시키는 반대쪽에서 선 자세를 취한다.
- *고정:* 환자의 체중을 이용한다.
- *가동손:* 팔짱낀 환자의 팔 사이로 임상가의 팔을 통과시켜 반대쪽 어깨 위에 손을 올려놓는다. 손갈퀴를 가동시킬 갈비뼈의 뒤쪽면을 따라 배치한다. 다른 배치법으로는, 가동시킬 갈비뼈 앞쪽면의 아래쪽에 배치하는 것이다.

종속운동기법:

- 임상가는 가동시킬 갈비뼈의 아래쪽을 자신 쪽으로 돌림시킨다.
- 가동시킬 갈비뼈에 앞쪽 방향의 힘을 적용하거나 혹은 가동시킬 갈비뼈의 바로 아래쪽에 있는 갈비뼈의 앞쪽면으로 움직일 수 있다. 또 문제가 있는 갈비뼈와 그 위쪽 갈비뼈가 큰 돌림을 통해 더욱 앞쪽으로 움직일 때는 그 앞쪽 움직임을 방해할 수도 있다.

생리적 운동이 동반된 종속운동 기법

- 환자는 앉은 자세를 취한다. 환자가 임상가쪽으로 돌림하는 것에 맞춰 앞쪽 방향의 힘을 적용한다.

갈비뼈 뒤쪽 가동기법

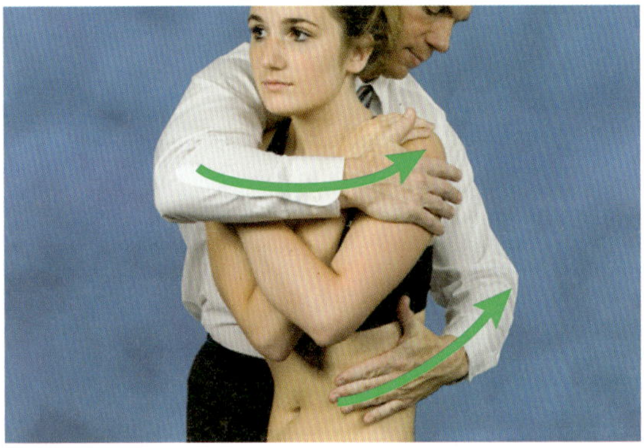

적응증:

- 앞쪽으로 아탈구된 갈비뼈의 정상 자세와 움직임을 향상시키기 위해. 3-10번 갈비뼈에서 가장 효과가 좋다.

환자:

- 앉은 자세에서 팔짱을 낀다.

임상가:

- 가동시키는 반대쪽에서 선 자세를 취한다.
- *고정:* 환자의 체중을 이용한다.
- *가동손:* 팔짱낀 환자의 팔 위로 자신의 팔을 올린 후, 반대쪽 어깨 위에 손을 배치한다. 손갈퀴를 가동시킬 갈비뼈의 앞쪽면을 따라 배치한다. 다른 배치법으로는, 가동시킬 갈비뼈 뒤쪽면의 아래쪽에 배치하는 것이다.

종속운동기법:

- 임상가는 가동시킬 갈비뼈의 아래쪽을 자신 쪽으로 돌림시킨다.
- 가동될 갈비뼈를 잡고, 환자가 돌림할 때 뒤쪽 방향으로 당긴다. 임상가는 가동시킬 갈비뼈의 바로 아래쪽에 있는 갈비뼈의 뒤쪽면으로 움직일 수 있다. 또 문제가 있는 갈비뼈와 그 위쪽 갈비뼈가 큰 돌림을 통해 더욱 뒤쪽으로 움직일 때는 그 뒤앞쪽 움직임을 방해할 수도 있다.

생리적 운동이 동반된 종속운동 기법:

- 환자는 앉은 자세를 취한다. 환자가 임상가 반대쪽으로 돌림하는 것에 맞춰 뒤쪽 방향의 힘을 적용한다.

제 8 장

허리-골반(Lumbo-Pelvic)

허리골반의 해부학 (Anatomy of the Lumbopelvic Spine)

윗면

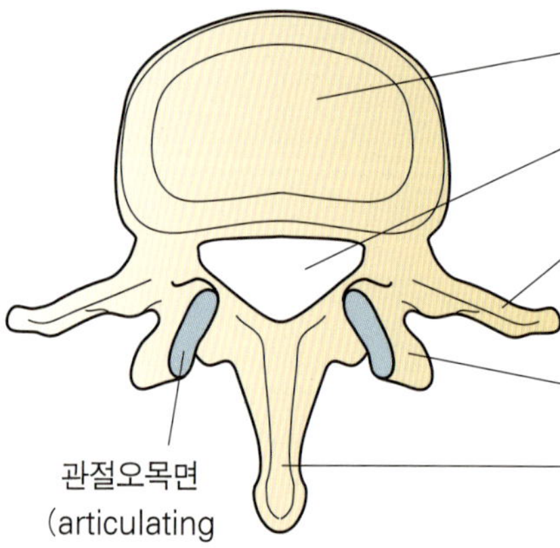

가쪽면

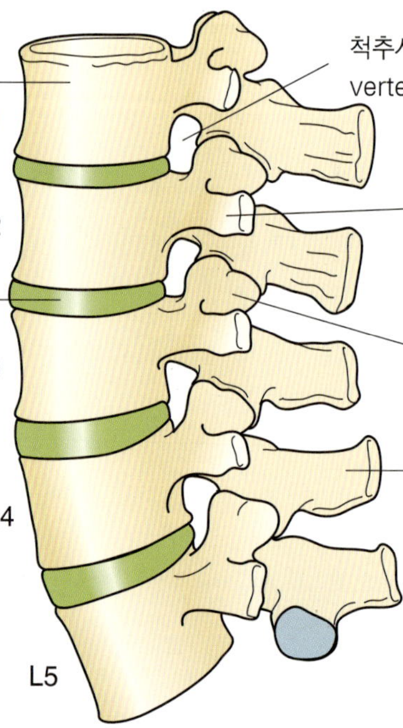

앞면

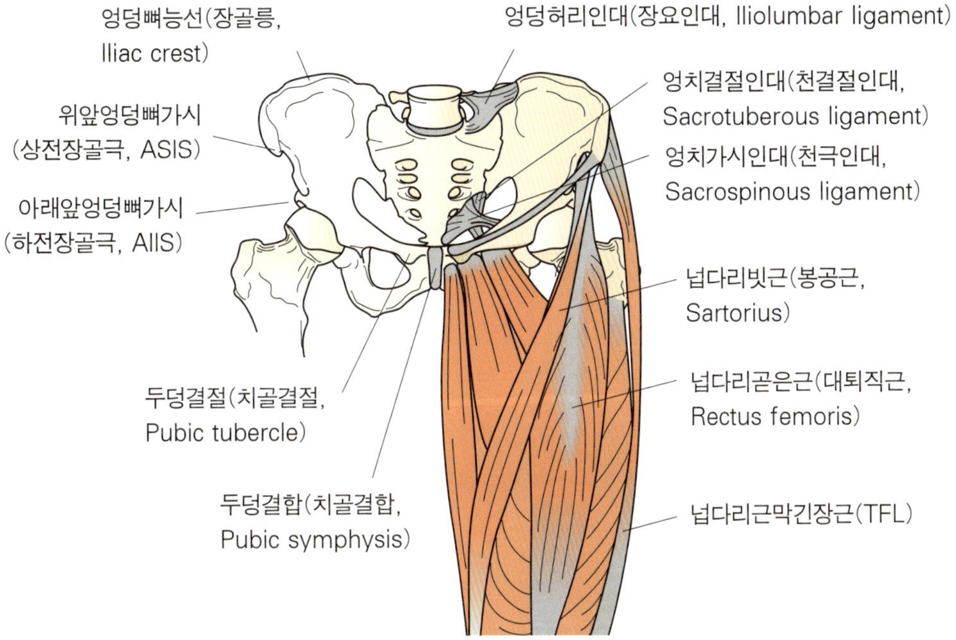
엉덩뼈능선(장골릉,
Iliac crest)
엉덩허리인대(장요인대, Iliolumbar ligament)
위앞엉덩뼈가시
(상전장골극, ASIS)
엉치결절인대(천결절인대,
Sacrotuberous ligament)
엉치가시인대(천극인대,
Sacrospinous ligament)
아래앞엉덩뼈가시
(하전장골극, AIIS)
넙다리빗근(봉공근,
Sartorius)
넙다리곧은근(대퇴직근,
Rectus femoris)
두덩결절(치골결절,
Pubic tubercle)
두덩결합(치골결합,
Pubic symphysis)
넙다리근막긴장근(TFL)

뒷면

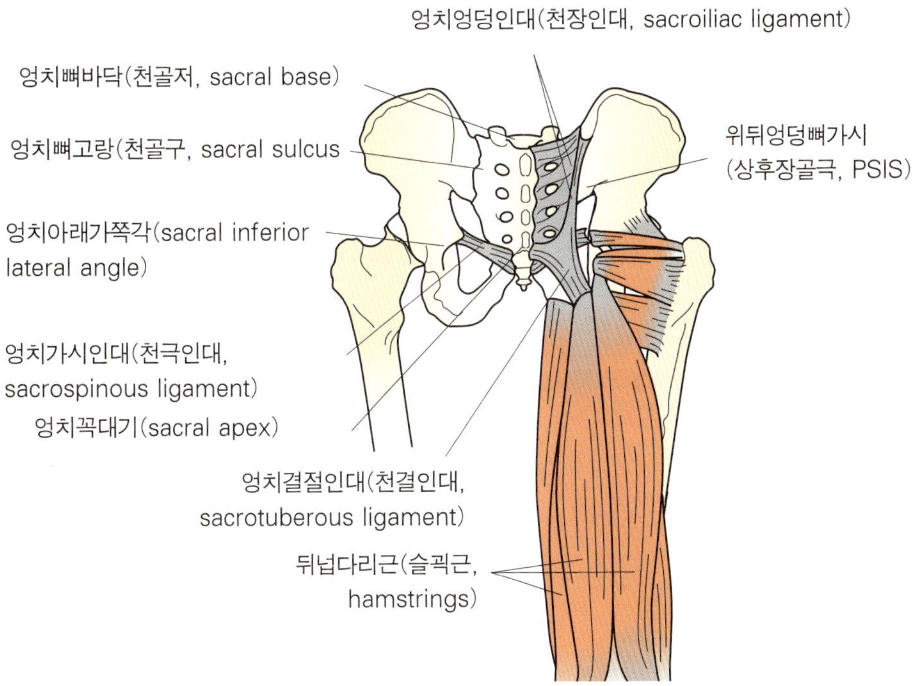
엉치엉덩인대(천장인대, sacroiliac ligament)
엉치뼈바닥(천골저, sacral base)
엉치뼈고랑(천골구, sacral sulcus
위뒤엉덩뼈가시
(상후장골극, PSIS)
엉치아래가쪽각(sacral inferior
lateral angle)
엉치가시인대(천극인대,
sacrospinous ligament)
엉치꼭대기(sacral apex)
엉치결절인대(천결인대,
sacrotuberous ligament)
뒤넙다리근(슬괵근,
hamstrings)

허리뼈의 생리적 운동(뼈운동형상학적 운동)
(Physiologic (Osteokinematic) Motions of Lumbopelvic Spine)

정의

- **엉덩엉치(I/S) 운동**: 엉치뼈에 대한 엉덩뼈의 움직임
- **엉치엉덩(S/I) 운동**: 엉덩뼈에 대한 엉치뼈의 움직임
  - 허리뼈 운동의 기준은 위쪽 분절의 움직임이다.
  - I/S 운동의 기준은 ASIS이다.
  - S/I 운동의 기준은 엉치뼈바닥이다.
- **I/S의 앞쪽/뒤쪽 돌림(경사)**: 시상면 상에서 ASIS가 앞쪽/아래쪽과 뒤쪽/위쪽으로 각기 움직이는 것.
- **I/S의 인플레어/아웃플레어**: 가로면 상에서 ASIS가 안쪽/가쪽으로 움직이는 것.
- **I/S의 업 슬립/다운 슬립**: 이마면 상에서 ASIS가 위쪽/아래쪽으로 움직이는 것
- **S/I의 굽힘/폄(뉴테이션/카운터뉴테이션)**: 엉치뼈바닥이 시상면 상에서 앞쪽/뒤쪽으로 움직이는 것
- **S/I의 옆굽힘**: 이마면 상에서 엉치뼈바닥의 움직임
- **S/I의 돌림**: 가로면 상에서의 엉치뼈바닥의 움직임
- **S/I의 앞쪽/뒤쪽 비틀어짐**: 사선축을 중심으로 앞쪽/뒤쪽으로 일어나는 엉치뼈고랑의 3면 움직임

짝운동/결합운동

- 허리뼈의 옆굽힘과 돌림은 중립위에서 서로 반대 쪽으로 일어난다.
- 허리뼈의 옆굽힘과 돌림은 중립위이 아닌 자세일 때는 같은 쪽으로 일어난다.
- 엉덩관절 운동은 엉덩뼈 운동(I/S)과 쌍으로 한다.
- 허리뼈 운동은 엉치뼈 운동(S/I)과 쌍으로 일어난다.
- 허리뼈 분절의 파셋(R)은 앞굽힘, 옆굽힘(L) 및 돌림(R)할 때 최대로 열린다.
- 허리뼈 분절의 파셋(R)은 뒤굽힘, 옆굽힘(R) 및 돌림(L)할 때 최대로 열린다.

짝으로된 관절운동
(Coupled Joint Motions)

운동	무명뼈(I/S)	엉치뼈(S/I)
엉덩관절 굽힘	동측 뒤쪽 돌림	Ø
엉덩관절 폄	동측 앞쪽 돌림	Ø
엉덩관절 안쪽돌림	동측 안쪽 벌어짐 (인플레어)	Ø
엉덩관절 가쪽돌림	동측 바깥쪽 벌어짐 (아웃플레어)	Ø
허리뼈 앞굽힘	앞쪽 돌림	폄 이후 굽힘
허리뼈 뒤굽힘	뒤쪽 돌림	굽힘 이후 폄
허리뼈 돌림	동측 뒤쪽 돌림과 반대측 앞쪽 돌림	동측 돌림
허리뼈 옆굽힘	동측 앞쪽 돌림과 반대측 뒤쪽 돌림	동측 옆굽힘

허리골반의 생리적 운동(뼈운동형상학적 운동) (Physiologic (Osteokinematic) Motions of the Lumbopelvic Spine)

관절	정상 ROM	열림 위치	잠김 위치	정상 끝느낌	관절주머니 패턴
허리관절 (lumbar)	앞굽힘= 40°–60° 뒤굽힘= 20°–35° 옆굽힘= 15°–20° 돌림= 3°–18°	앞굽힘, 반대측 옆굽힘 및 동측 돌림	뒤굽힘, 동측의 옆굽힘 및 반대측 돌림	탄성	앞굽힘, 반대측 옆굽힘 및 동측 돌림이 제한됨
S/I 관절과 I/S 관절	각운동= 3°–20° 병진운동= 0.5–8.0 mm 3면운동= 5°–8°	최대 엉덩관절의 가쪽돌림	최대 엉덩관절의 안쪽돌림		

허리골반의 종속운동(관절형상학적 운동) (Accessory (Arthrokinematic) Motions of the Lumbopelvic Spine)

	관절학	관절운동형상학
허리관절(lumbar)	관절면은 거의 시상면상에 위치한다. 아래쪽 척추의 위쪽 관절면은 안쪽을 향하고 있고, 위쪽 척추의 아래쪽 관절면은 가쪽으로 향하고 있다.	**앞굽힘(FB)** • 위쪽 척추의 아래관절면은 아래쪽 척추의 위관절면에 대해 위쪽과 앞쪽으로 활주한다. • 속질핵은 뒤쪽으로 이동하고, 섬유테는 앞쪽으로 튀어나온다. • 척수관과 척추사이구멍은 길어지고 열린다. **뒤굽힘(BB)** • 위쪽 척추의 아래관절면은 아래쪽 척추의 위관절면에 대해 아래쪽과 뒤쪽으로 활주한다. • 속질핵은 앞쪽으로 이동하고, 섬유테는 뒤쪽으로 튀어나온다. • 척수관과 척추사이구멍은 짧아지고 닫힌다. **옆굽힘(오른쪽)(SB)** • 위쪽 척추의 왼쪽 아래관절면은 위로 활주하고, 위쪽 척추의 오른쪽 아래관절면은 아래로 활주한다. • 오른쪽 척추사이구멍은 닫히고, 왼쪽 척추사이구멍은 열린다. • 중립위에서는 반대측 돌림이 함께 일어나고, 중립위를 벗어났을 때는 동측 돌림이 함께 일어난다.

계속

<table>
<tr><th></th><th>관절학</th><th>관절운동형상학</th></tr>
<tr><td>I/S 관절</td><td rowspan="2">• 윤활관절은 앞쪽에 위치하고, 인대성 결합은 뒤쪽에 위치한다.
• 관절면은 매우 불규칙하여, 운동을 크게 제한한다.
• 3면 운동은 사선축을 중심으로 일어난다.
• 대부분의 운동은 시상면에서 일어난다.
• 형태학, 연골의 형태, 관절운동의 축 등에 대해 논란이 존재한다.</td><td>돌림(ROT)
• 위쪽 척추의 오른쪽 아래관절면은 열리고, 왼쪽 아래관절면은 닫힌다.
• 오른쪽 척추사이구멍은 열리고, 왼쪽 척추사이구멍은 닫힌다.
• 중립위에서는 반대측 옆굽힘이 함께 일어나고, 중립위를 벗어났을 때는 동측 옆굽힘이 함께 일어난다.
앞/뒤 돌림(경사)
안쪽 벌어짐(inflare)/ 바깥쪽 벌어짐(outflare)
위쪽 미끌어짐(upslip)/ 아래쪽 미끌어짐(downslip)
• 각운동과 병진운동의 결합이 약간 일어나지만, 여성보다 남성에서 적게 일어나고, 연령이 증감함에 따라 감소된다.</td></tr>
<tr><td>S/I 관절</td><td>굽힘/앞굽힘(뉴테이션)
폄/뒤굽힘(카운터뉴테이션)
옆굽힘
돌림
앞쪽/뒤쪽 비틀림
• 각운동과 병진운동의 결합이 약간 일어나지만, 여성보다 남성에서 적게 일어나고, 연령이 증감함에 따라 감소된다.</td></tr>
</table>

허리골반의 가동 기법
(Lumbopelvic spine Mobilization Techniques)

허리뼈 중앙과 편측의 앞쪽 활주

적응증:

- 중앙 활주는 앞굽힘과 뒤굽힘을 향상시킨다.
- 편측 활주는 돌림과 옆굽힘을 향상시킨다.

환자:

- 엎드린 자세를 취하게 하고, 베개를 허리뼈 밑에 배치한다.

임상가:

- 환자 가까이에서 선 자세를 취한다.
- *고정손:* 없음
- *가동손:* 가동손을 다른 손 위에 겹친 후, 중앙 앞쪽 활주를 위해서는, 콩알뼈 바로 먼쪽 부위를 가시돌기에 배치하고, 편측 앞쪽 활주를 위해서는 콩알뼈 먼쪽 부위를 가로돌기에 배치한다. 팔꿉관절을 펴하고 아래팔을 따라 힘을 적용한다. 다른 손잡기 자세로는, 콩알뼈 바로 먼쪽이나, 손가락을 벌리거나, 혹은 엄지를 겹치는 방법을 통해, 한손으로만 압력을 가하는 방법이다.

종속운동기법:

- 중앙 앞쪽 활주를 위해서는 가시돌기, 편측 앞쪽 활주를 위해서는 가로돌기에 놓인 손으로 앞쪽 방향의 힘을 적용한다.
- 특이성을 향상시키기 위해 힘의 방향을 약간 변화시킬 수 있다.

생리적 운동이 동반된 종속운동 기법:

- 환자는 앉은 자세, 엎드린 자세, 네발기기 자세, 혹은 선 자세를 취한다.
- 임상가는 환자의 뒤쪽이나 측면에서 선 자세를 취한다.
- 힘을 적용하는 동안, 잘 고정되도록 가동벨트를 임상가와 환자 골반의 앞쪽면을 연결하여 배치할 수 있다.
- 환자가 증상을 유발하는 움직임을 수행하는 동안, 가시돌기나 가로돌기를 통해 적용된 분절의 파셋관절면과 동일한 면으로 앞쪽 방향의 힘을 적용한다.
- 가동범위 전역에 걸쳐 힘을 적용하고, 끝범위에서 그 힘을 유지한다.
- 특이성을 향상시키기 위해, 힘의 방향을 약간 바꿀 수 있다.
- 환자가 능동으로 생리적 운동을 수행하면서, 가동시킬 분절 위에 가동 스트랩이나 타월을 적용하여 자가 가동술을 수행한다.

허리뼈의 중앙 앞쪽 활주

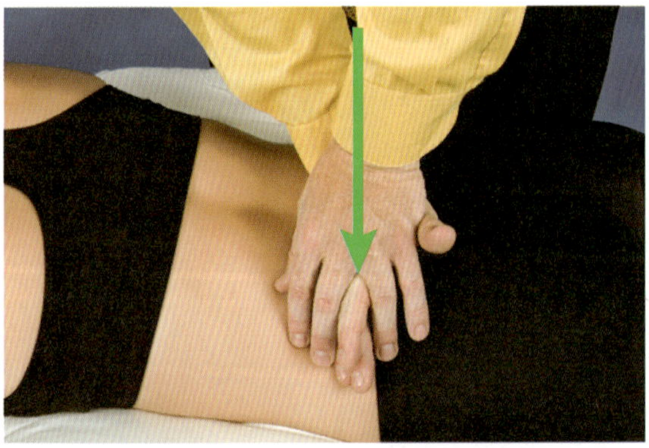

손가락을 벌린 상태에서 중앙 앞쪽 활주

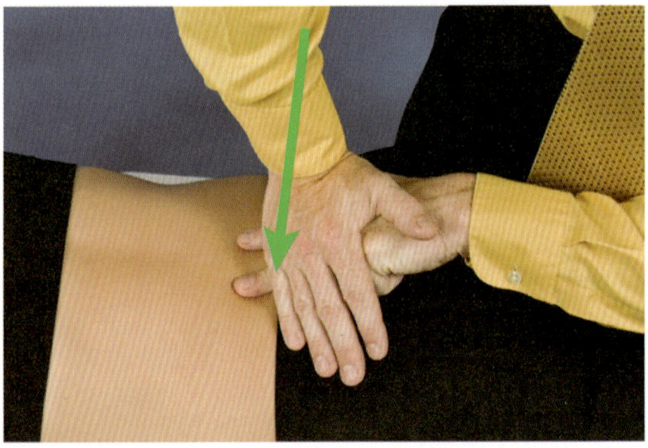

허리뼈의 편측 앞쪽 활주

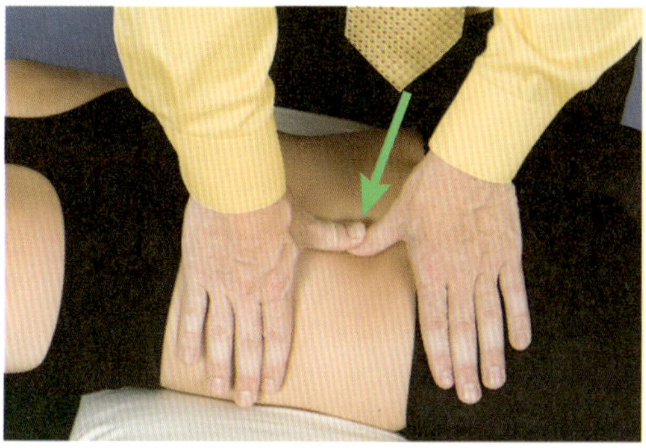

생리적 앞굽힘(FB)을 동반한 허리뼈의 앞쪽 활주(앉은 자세)

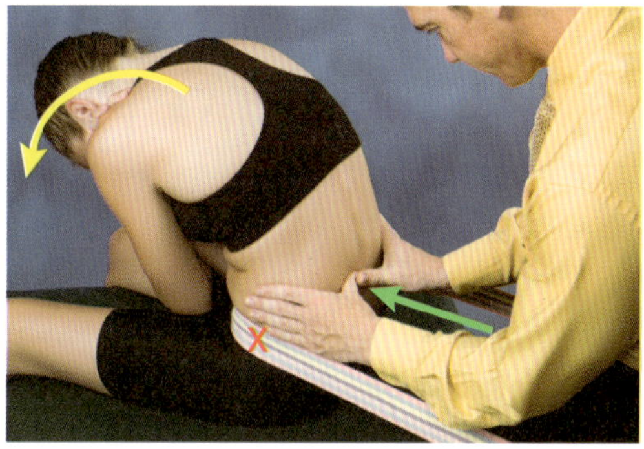

생리적 뒤굽힘(BB)을 동반한 허리뼈의 앞쪽 활주(앉은 자세)

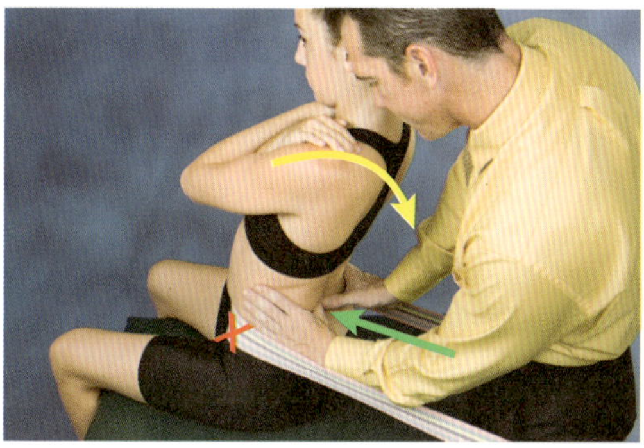

생리적 돌림(ROT)을 동반한 허리뼈의 앞쪽 활주(앉은 자세)

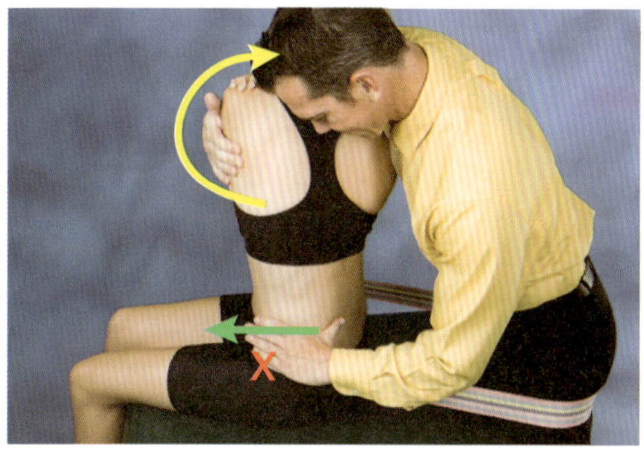

생리적 앞굽힘(FB)을 동반한 허리뼈의 앞쪽 활주(네발기기 자세)

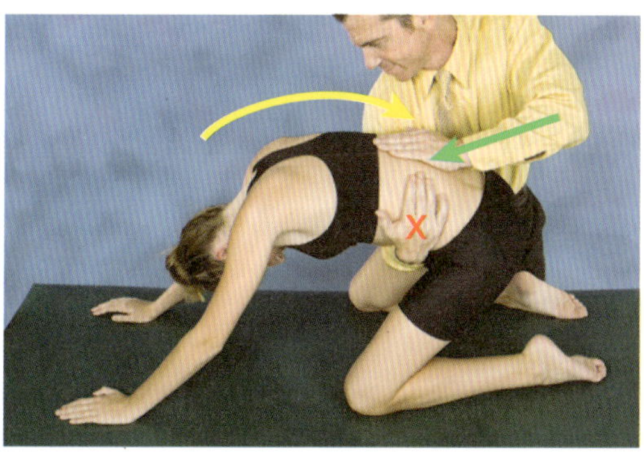

생리적 뒤굽힘(BB)을 동반한 허리뼈의 앞쪽 활주(엎드린 자세)

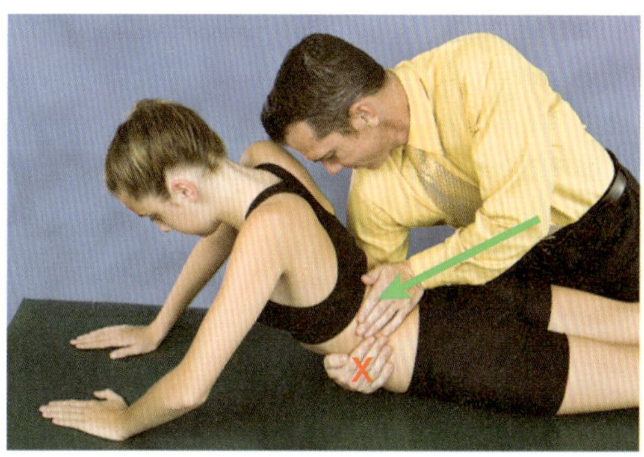

허리뼈의 생리적 앞굽힘

적응증:

■ 분절의 생리적 앞굽힘을 향상시키기 위해, 혹은 파셋관절(facet joint)의 열림을 향상시키기 위해

환자:

■ 기법 1: 옆으로 누운 자세를 취하고, 환자의 허벅지 1/2을 테이블 밖으로 내어놓는다. 그 상태에서 위쪽 다리나 양쪽 다리의 정강뼈거친면을 임상가의 ASIS 위에 올려놓는다.

■ 기법 2: 누운 자세에서 무릎을 굽혀 가슴으로 가져간다.

임상가:

■ 환자를 바라보면서, 양 다리를 벌리고 선 자세를 취한다.

■ *고정손:*

- 기법 1: 머리쪽 손은 치료하고자하는 분절의 위쪽 분절의 가시돌기나 가로돌기 위에 배치한다.
- 기법 2: 환자의 체중을 이용한다.

■ *가동손 :*

- 기법 1: 발쪽 손을 엉치뼈에 배치한다. 이때 손가락은 치료하고자하는 분절의 아래쪽 분절의 가시돌기나 가로돌기 위에 배치한다.
- 기법 2: 머리쪽 손을 굽힘된 무릎의 앞쪽에 배치한다. 발쪽 손은 치료하고자하는 분절의 아래쪽 분절의 가시돌기나 가로돌기 위에 배치한다.

기법:

- 기법 1: 굽힘된 환자의 무릎을 임상가의 ASIS에 배치한다. 임상가는 자신의 체중을 환자의 발쪽 다리에서 머리쪽 다리로 이동시켜, 생리적 앞굽힘을 일으킨다. 가동손이 가동시킬 분절에 앞굽힘의 힘을 적용하는 동안, 고정손은 항상 일정한 힘을 적용해야 한다.
- 기법 2: 환자의 자세를 구부정한 자세로 만들기 위해 양쪽 손을 함께 사용한다.

허리뼈의 생리적 앞굽힘:
옆으로 누운 자세

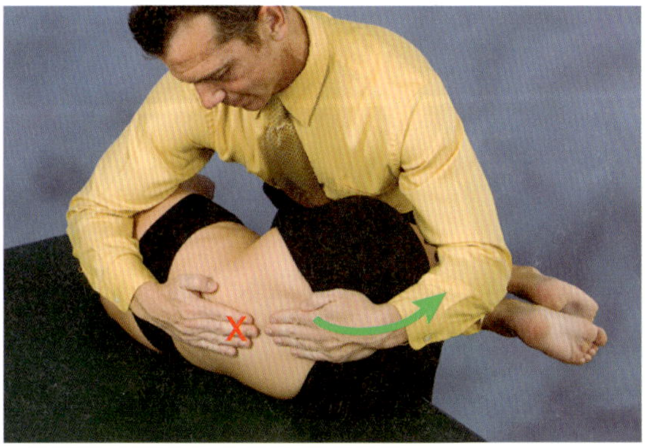

허리뼈의 생리적 앞굽힘:
누운 자세

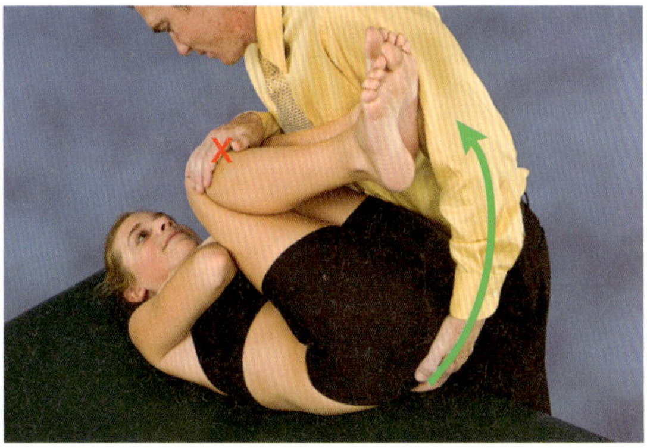

허리뼈의 생리적 뒤굽힘

적응증:

- 분절의 생리적 뒤굽힘을 향상시키기 위해, 혹은 파셋관절의 닫힘을 향상시키기 위해

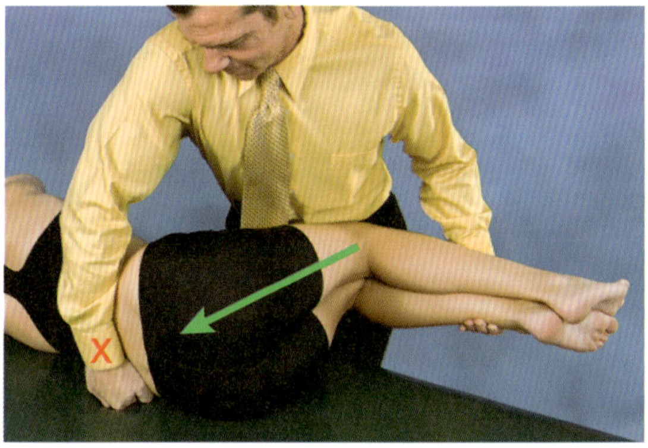

환자:

- 엉덩관절과 무릎관절을 굽힘한 상태로 옆으로 누운 자세를 취한다.
  이때 환자의 허벅지 1/3을 테이블 밖으로 내어놓고, 환자의 무릎을 임상가의 ASIS에 고정시킨다.

임상가:

- 환자를 바라보면서, 양 다리를 벌리고 선 자세를 취한다
- *고정손:* 머리쪽 손은 치료하고자하는 분절의 가시돌기나 가로돌기 위에 배치한다.
- *가동손:* 임상가의 ASIS에 배치된 환자의 무릎을 발쪽 손으로 유지한다.

기법:

- 척추 분절의 위쪽면을 고정시킨 상태에서, 넙다리뼈의 긴축을 통해 힘을 뒤쪽 방향으로 적용한다.

손가락 차단을 통한 허리뼈의 옆굽힘

적응증:

- 분절의 생리적 옆굽힘을 향상시키기 위해, 혹은 파셋관절의 닫힘/열림을 향상시키기 위해

환자:

- 기법 1: 엎드린 자세에서 베개를 허리뼈에 받친다.
- 기법 2: 옆으로 누운 자세에서 허벅지 1/3을 테이블 밖으로 내어놓고, 임상가의 앞쪽 다리로 환자의 무릎을 지지한다.
- 기법 3: 앉은 자세에서 팔짱을 낀다.

임상가:

- 기법 1: 환자의 측면에서 선 자세를 취한다.
- 기법 2: 환자를 바라보고 양 다리를 벌린 상태로 선 자세를 취한다. 이때 환자의 무릎을 지지하기 위해 발쪽의 다리를 앞으로 내민다.
- 기법 3: 환자의 측면에서 선 자세를 취한다.
- *고정손:*
  - 기법 1: 손가락이나 엄지를 가동시킬 분절의 가시돌기 옆면에 배치한다.
  - 기법 2: 손가락이나 엄지를 가동시킬 분절의 가시돌기의 맨 위쪽 옆면에 배치한다.
  - 기법 3: 손가락이나 엄지를 가동시킬 분절의 가시돌기의 아래쪽 옆면에 배치한다. 물론 옆굽힘하는 방향과 같은 쪽의 가시돌기 옆면에 배치한다.
- *가동손:*
  - 기법 1: 무릎을 굽힘하거나 폄한 상태에서 환자 허벅지의 먼쪽을 잡는다.
  - 기법 2: 환자의 굽힘된 무릎을 임상가의 다리에 고정시킨 상태에서, 환자의 발목을 잡는다.
  - 기법 3: 팔짱낀 환자의 팔 사이로 임상가의 팔을 통과시킨 후, 반대쪽 어깨 위에 손을 올려놓는다.

기법:

기법 1 (엎드린 자세):

- 치료하고자 하는 분절이 움직일 때까지, 임상가는 환자의 다리를 벌림시킨다.
- 환자의 다리를 움직임으로써 진동이나 장시간의 신장을 수행한다.

기법 2 (옆으로 누운 자세):

- 임상가는 환자의 발목을 위아래로 움직이고, 임상가의 다리로 형성된 받침점 위에서 환자의 다리를 구름시킨다. 이것은 치료하고자 하는 분절까지 옆굽힘을 일으킨다.
- 환자의 다리를 움직임으로써 진동이나 장시간의 신장을 수행한다.

기법 3 (앉은 자세):

- 환자가 능동이나 수동으로 옆굽힘을 할 때, 손가락 차단을 그대로 유지한다.

손가락 차단을 통한
허리뼈의 옆굽힘:
기법 1 (엎드린 자세)

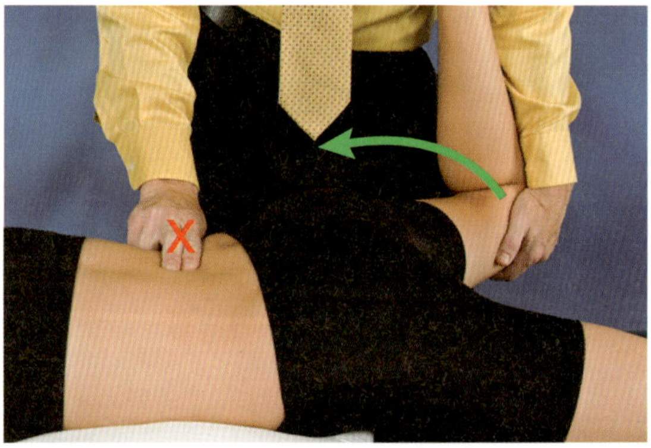

손가락 차단을 통한
허리뼈의 옆굽힘:
기법 2 (옆으로 누운 자세)

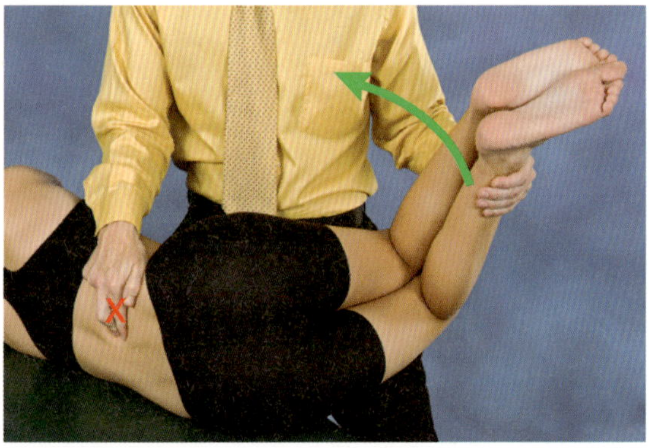

손가락 차단을 통한 허리뼈의 옆굽힘: 기법 3 (앉은 자세)

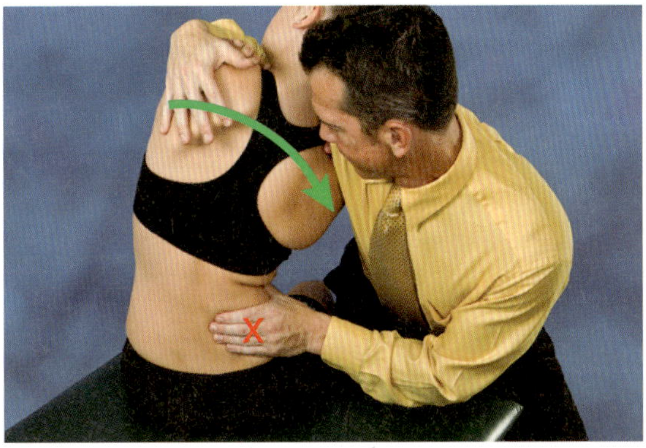

손가락 차단을 통한 허리뼈의 돌림

적응증:

- 분절의 생리적 돌림을 향상시키기 위해, 혹은 파셋관절의 닫힘/열림을 향상시키기 위해

환자:

- 기법 1: 무릎을 굽힘하거나 편한 상태로 엎드린 자세를 취한다. 그리고 베개를 허리뼈에 받친다.
- 기법 2: 앉은 자세에서 팔짱을 낀다.

임상가:

- 환자의 측면에서 선 자세를 취한다.
- *고정손:*
  - 기법 1: 손가락이나 엄지를 가동시킬 분절의 가시돌기 옆면에 배치한다.
  - 기법 2: 손가락이나 엄지를 가동시킬 분절의 가시돌기의 아래쪽 옆면(돌림 방향과 반대쪽)에 배치한다. 그리고 가로돌기의 경우에는 돌림하는 방향쪽의 가로돌기에 배치한다.
- *가동손:*
  - 기법 1: 환자의 무릎을 굽힘시킨다. 그리고 임상가는 환자의 양쪽 발목을 잡고 움직임을 일으킨다.
  - 기법 2: 팔짱낀 환자의 팔 사이로 자신의 팔을 통과시킨 후, 반대쪽 어깨 위에 손을 올려놓는다.

종속운동기법:

■ 기법 1:

- 환자 다리를 좌우로 움직임으로써, 돌림력을 일으킨다. 그리고 ASIS에 놓은 손으로 가동시킬 분절을 돌림할 때까지 위쪽 방향의 힘을 적용한다. 골반이나 다리를 움직임으로써, 진동이나 장시간의 신장을 일으킨다.

■ 기법 2:

- 환자가 능동으로 돌림하는 동안, 손가락 차단을 유지한다. 이때 임상가는 가동시킬 분절이 움직일 수 있도록 조절하거나 도움을 준다.

손가락 차단을 통한
허리뼈의 돌림:
기법 1 (엎드린 자세)

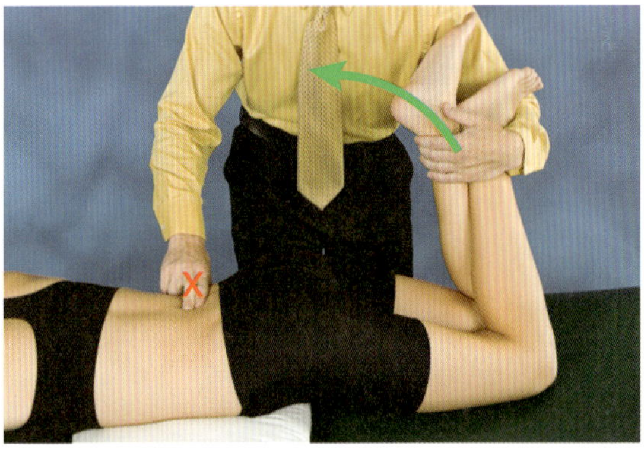

손가락 차단을 통한
허리뼈의 돌림:
기법 2 (앉은 자세)

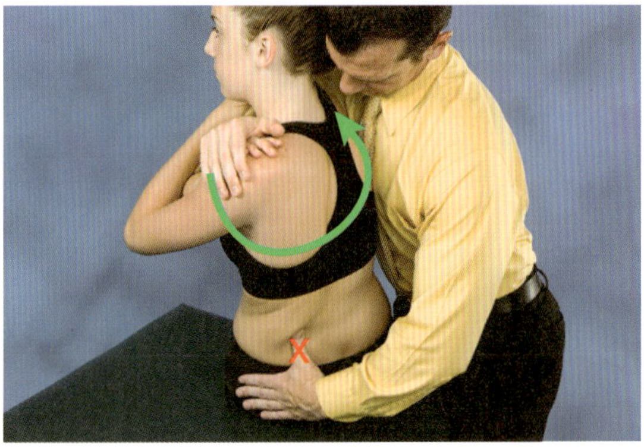

엉덩엉치관절(I/S)의 앞쪽과 뒤쪽 돌림의 등척성 수축

적응증:

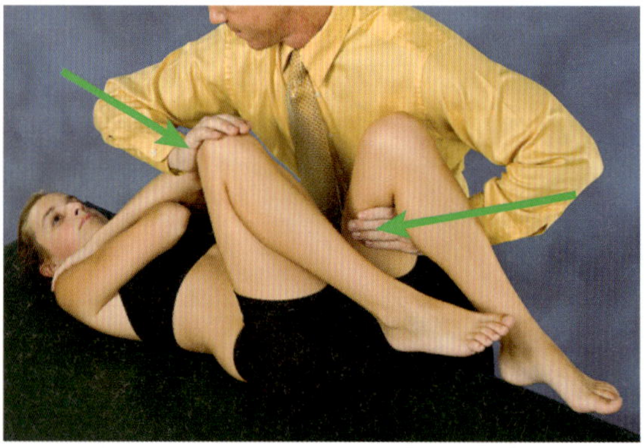

- I/S의 앞쪽 돌림의 적응증
  - 시상면상에서의 무명뼈의 앞쪽 돌림 증가를 향상시키기 위해
  - 뒤쪽으로 돌림된 자세를 취할 때
- I/S의 뒤쪽 돌림의 적응증
  - 시상면상에서의 무명뼈의 뒤쪽 돌림 증가를 향상시키기 위해
  - 앞쪽으로 돌림된 자세를 취할 때

환자:

- 누운 자세를 취하고, 다양한 각도로 엉덩관절을 굽힌다. 그리고 가동시킬 엉덩관절을 더 많이 굽힌다.

임상가:

- 환자의 측면에서 선 자세를 취한다.
- *고정손:* 반대쪽 허벅지 먼쪽의 앞쪽면이나 뒤쪽면에 배치한다.
- *가동손:* 앞쪽 돌림 가동기법을 적용할 때는 허벅지 먼쪽의 앞쪽면에 가동손을 배치하고, 뒤쪽 돌림 가동기법을 적용할 때는, 허벅지 먼쪽의 뒤쪽면에 가동손을 배치한다.

기법:

- 임상가의 양쪽 손을 이용하여 똑같은 힘으로 힘/반대힘을 동시에 적용한다.
- 엉덩관절 굽힘근에 대한 저항성 등척성 수축은 골반에 앞쪽 돌림력을 제공하고, 엉덩관절 폄근에 대한 저항성 등척성 수축은 골반에 뒤쪽 돌림력을 제공한다.

엉덩엉치관절(I/S)의 앞쪽 돌림

적응증:

- 시상면상에서의 무명뼈의 앞쪽 돌림 증가를 향상시키기 위해
- 뒤쪽으로 돌림된 자세를 취할 때

환자:

- 테이블의 대각선 방향으로 엎드린 자세를 취한다. 이때 한 발은 지면에 내려놓고, 가동시킬 다른쪽 다리의 경우는 무릎을 굽힌다.

임상가:

- 환자를 바라보고 양다리를 벌린 자세로 선 자세를 취한다.
- *고정손:* 발을 지면 위에 고정한다.
- *가동손:* 환자 발쪽의 손을 허벅지 먼쪽의 앞쪽면에 배치한다. 이때 머리쪽 손의 손꿈치로 환자의 PSIS를 테이블에 고정시킨다.

종속운동기법:

- 머리쪽 손으로 PSIS를 앞위쪽 방향으로 힘을 가하는 동시에, 다리쪽 손으로 엉덩관절을 폄시킨다.
- 가동범위를 더욱 증가시키기 위해, 가동범위를 조금 더 증가한 상태에서 엉덩관절 굽힘근의 등척성 수축을 하도록 환자에게 지시한다.

생리적 운동이 동반된 종속운동 기법

- 환자는 가동시킬 쪽 다리를 뒤쪽으로 내민 런지 자세나 반무릎꿇기 자세를 취한다. 임상가는 환자의 반대쪽 다리쪽에서 선 자세를 취하고, 환자의 배 부위에 고정손을 배치하고, PSIS 부위에 가동손을 배치한다.
- 환자는 체중을 부드럽게 뒷다리쪽에서 앞다리쪽으로 이동시킨다. 이것은 가동시킬 쪽의 엉덩관절을 펌하게 만든다. 이때 임상가는 고정손을 그대로 유지한 채, 가동손으로 PSIS를 통해 앞쪽 방향의 힘을 가한다.
- 다른 기법으로서, 환자가 옆으로 누운 자세에서 능동적으로 엉덩관절을 펌하는 방법이다. 이때 임상가는 위에서처럼, PSIS를 통해 앞쪽 방향으로 힘을 가한다.

I/S의 앞쪽 돌림

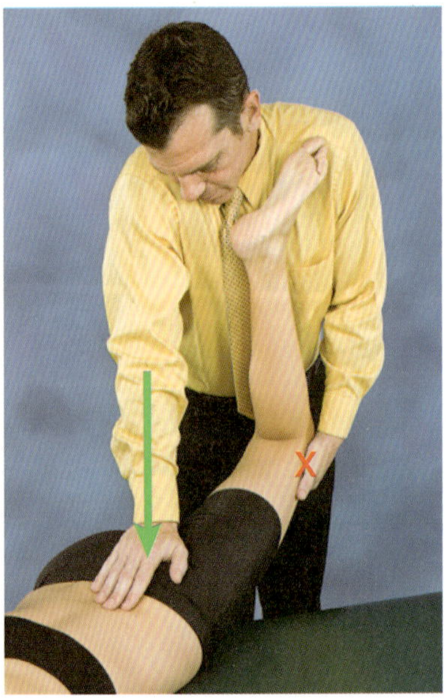

생리적 운동이 동반된 I/S의 앞쪽 돌림

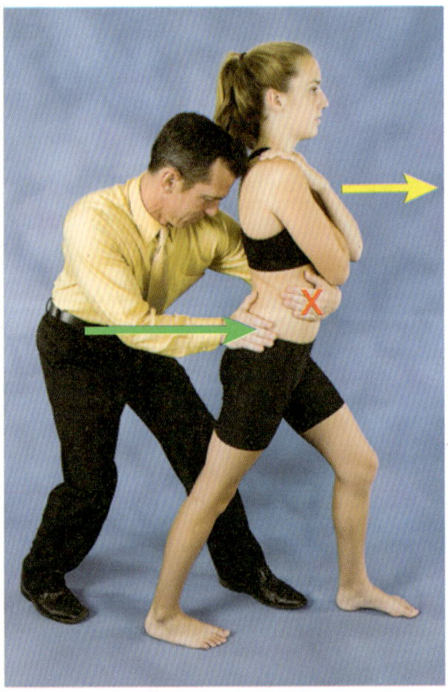

엉덩엉치관절(I/S)의 뒤쪽 돌림

적응증:

- 시상면상에서의 무명뼈의 뒤쪽 돌림 증가를 향상시키기 위해
- 앞쪽으로 돌림된 자세를 취할 때

환자:

- 가동시킬 다리를 위쪽으로 하고, 옆으로 누운 자세를 취한다. 이때 그 다리의 엉덩관절을 90° 까지 굽힘시킨다.

임상가:

- 환자를 바라보고 양다리를 벌린 자세로 선 자세를 취한다. 이때 환자의 허벅지 뒤쪽면을 임상가의 몸통에 붙인다.
- *고정손:* 반대쪽 엉덩관절을 중립위로 유지한 채, 테이블 위에 올려놓는다.
- *가동손:* 머리쪽 손의 손꿈치를 ASIS에 배치하고, 다리쪽 손의 손꿈치를 가동시킬 다리의 궁둥뼈거친면에 배치한다.

종속운동기법:

- 동등하고 서로 반대되는 방향의 힘을 양 손으로 적용한다. 이 방법은 뒤쪽 방향의 돌림력을 일으킬 수 있다.
- 가동범위를 더욱 증가시키기 위해, 가동범위를 조금 더 증가한 상태에서 엉덩관절 폄근의 등척성 수축을 하도록 환자에게 지시한다.

생리적 운동이 동반된 종속운동 기법:

- 환자와 임상가 모두 선 자세를 취하는데, 임상가는 가동시키고자하는 쪽의 반대쪽 옆에서 선 자세를 취한다. 고정손으로 엉치뼈를 고정하고, 가동손으로 ASIS을 가동시킨다.
- 환자는 가동시킬 쪽의 엉덩관절을 능동적으로 굽힘한다. 이때 임상가는 고정손을 엉치뼈에 그대로 배치한 상태에서, ASIS를 통해 뒤쪽 방향의 힘을 적용한다.
- 다른 기법으로서, 환자가 옆으로 누운 자세에서 능동적으로 엉덩관절을 굽힘하는 방법이다. 이때 임상가는 위에서처럼, PSIS를 통해 뒤쪽 방향으로 힘을 가한다.

I/S의 뒤쪽 돌림

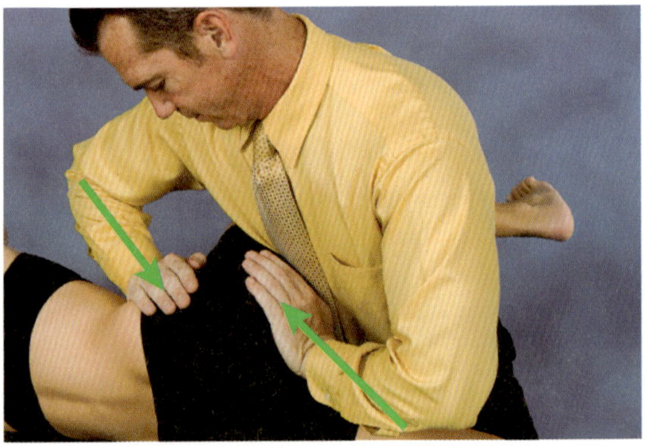

생리적 운동이 동반된
I/S의 뒤쪽 돌림

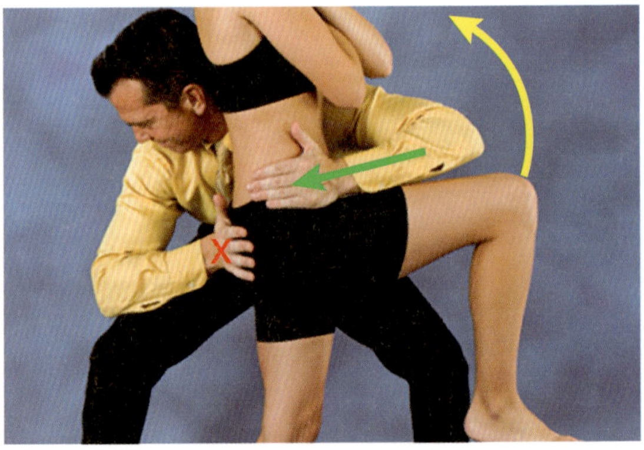

엉덩엉치관절(I/S)의 아래쪽 미끌어짐(downslip)

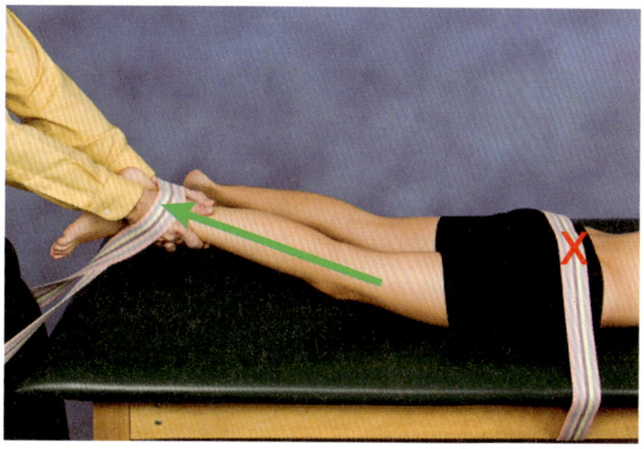

적응증:

- 무명뼈의 꼬리쪽 방향의 가동성을 향상시키기 위해
- 무명뼈가 위쪽 활주된 자세를 취할 때

환자:

- 엉덩관절의 모음과 안쪽벌림을 가동시키고, 또 뒤쪽 돌림을 가동시킬 때는 누운 자세를 취한다.
- 엉덩관절의 모음과 안쪽벌림을 가동시키고, 또 앞쪽 돌림을 가동시킬 때는 엎드린 자세를 취한다.

임상가:

- 환자의 얼굴을 바라보고 양 다리를 벌린 상태로 선 자세를 취한다.
- *고정손:* 환자의 체중을 이용한다.
- *가동손:* 양손으로 발목의 몸쪽인 다리 먼쪽을 잡거나, 필요하다면 무릎 몸쪽을 잡는다. 가동벨트를 "8자" 모양으로 만들어 손잡기를 보강해 준다.

종속운동기법:

- 손잡기를 그대로 유지한 채, 체중을 앞쪽다리에서 뒤쪽 다리로 이동한다.
- 빠른 속도의 트러스트를 포함한, 다양한 등급의 기법을 적용할 수 있다.

생리적 운동이 동반된 종속운동 기법:

- 환자는 계단 서기 자세처럼 서기 자세를 취한다. 이때 가동시킬 쪽의 발을 계단 아래쪽에 놓고, 반대쪽 다리를 계단 위에 올려놓는다.
- 임상가는 무릎꿇기를 하고, 다리 먼쪽을 잡는다. 다리와 골반을 통해 발쪽 방향의 힘을 적용한다.
- 다른 기법으로서, 환자를 옆으로 눕게 하고, 엉덩뼈능선을 통해 임상가가 발쪽 방향의 힘을 적용할 때, 환자는 능동적으로 골반을 아래쪽 활주(downslip)한다.

엉덩엉치관절(I/S)의 바깥쪽 벌어짐과 안쪽 벌어짐

적응증:

- 각기 엉덩관절의 가쪽돌림과 안쪽돌림의 구성동작인 무명뼈의 가쪽 방향 가동성과 안쪽 방향 가동성을 향상시키기 위해
- 무명성의 위치 문제가 있을 때

환자:

- 누운 자세에서 엉덩관절을 중립위로 유지한다.

임상가:

- 가동시키는 골반의 측면에서 선 자세를 취한다.
- *고정손:* 환자의 체중을 이용한다.
- *가동손:*
  - 바깥쪽 벌어짐의 경우, 한 손은 환자의 ASIS의 안쪽 면을 잡고, 다른 손은 PSIS를 잡는다.
  - 안쪽 벌어짐의 경우, 한 손은 환자의 ASIS의 가쪽 면을 잡고, 다른 손은 PSIS를 잡는다.

종속운동기법:

- 양쪽 손으로 동시에 힘을 적용하여, 바깥쪽 벌어짐을 위해서는 ASIS를 가쪽으로 그리고 PSIS를 안쪽으로 움직이고, 또 안쪽 벌어짐을 위해서는 ASIS를 안쪽으로 그리고 PSIS를 가쪽으로 움직인다.

생리적 운동이 동반된 종속운동 기법:

- 환자와 임상가는 모두 선 자세를 취한다. 이때 임상가는 가동시키는 쪽의 반대쪽에서 선 자세를 취한다.
- 바깥쪽 벌어짐을 위해서는, 고정손을 반대쪽 엉덩뼈와 엉치뼈의 뒤쪽면에 배치하고, 가동손을 ASIS에 배치한다. 안쪽 벌어짐을 위해서는, 고정손을 배 부위에 배치하고, 가동손을 엉덩뼈의 가쪽면에 배치한다.

■ 바깥쪽 벌어짐의 경우, 환자가 엉덩관절을 가쪽돌림할 때 임상가는 엉치뼈를 고정한 상태에서, ASIS를 통해 뒤가쪽 방향으로 힘을 적용한다. 안쪽 벌어짐의 경우, 환자가 엉덩관절을 안쪽돌림할 때 임상가는 배 부위를 고정한 상태에서, 엉덩뼈의 가쪽면을 통해 앞가쪽 방향으로 힘을 적용한다.

I/S의 바깥쪽 벌어짐
(outflare)

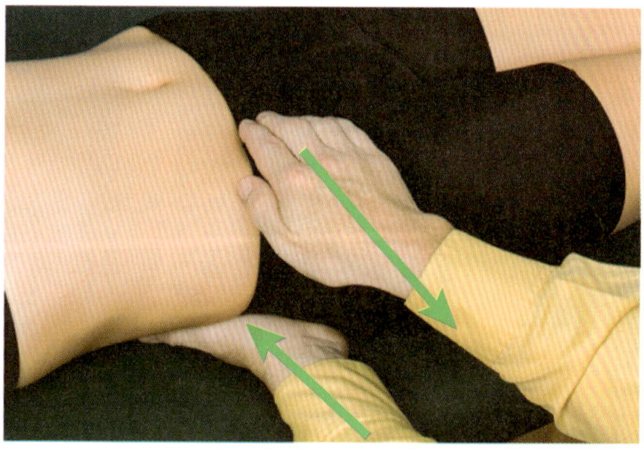

I/S의 안쪽 벌어짐
(inflare)

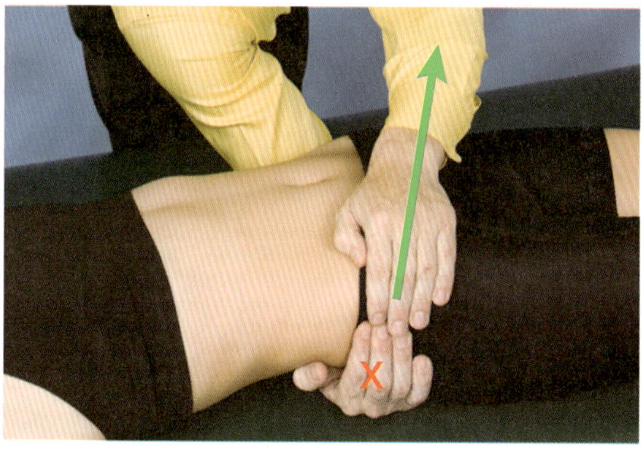

생리적 운동이 동반된 I/S의
바깥쪽 벌어짐(outflare)

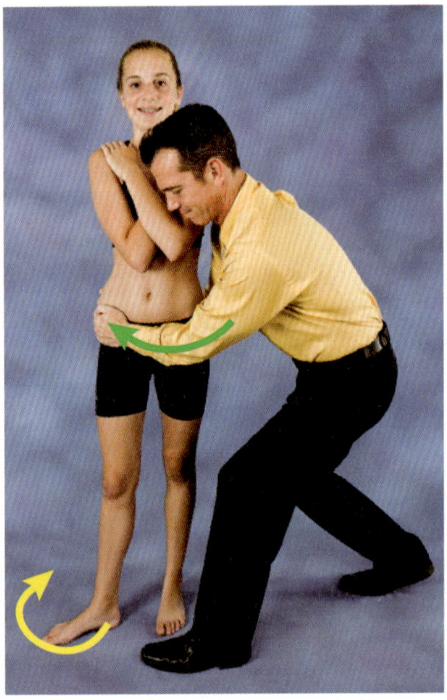

생리적 운동이 동반된 I/S의
안쪽 벌어짐(inflare)

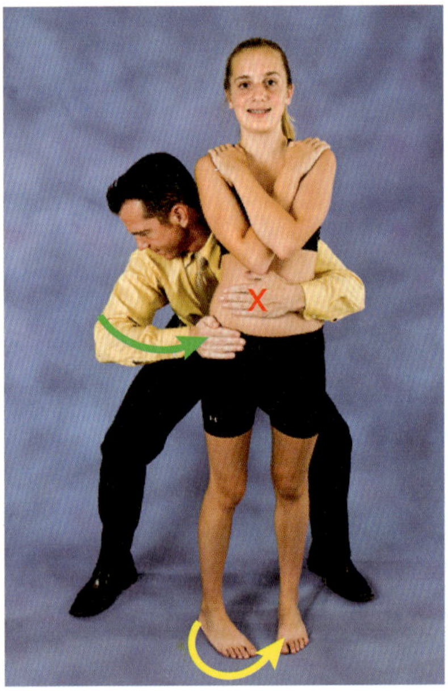

엉치엉덩관절(S/I)의 앞굽힘과 뒤굽힘

적응증:

- 각기 허리뼈의 뒤굽힘과 앞굽힘의 짝운동인, 엉치뼈의 앞굽힘과 뒤굽힘의 가동성을 향상시키기 위해
- 엉치뼈의 위치 문제가 있을 때

환자:

- 앞굽힘을 위해서는 엉덩관절을 가쪽돌림한 상태로 엎드린 자세를 취하고, 뒤굽힘을 위해서는 엉덩관절을 안쪽돌림한 상태로 엎드린 자세를 취한다.

임상가:

- 환자의 뒤쪽이나 측면에서 선 자세를 취한다.
- *고정손:* 환자의 체중을 이용한다.
- *가동손:*
  - 앞굽힘을 위해서는 콩알뼈의 먼쪽이나 엄지를 겹쳐서 엉치뼈 바닥에 배치하고, 뒤굽힘을 위해서는 엉치뼈 꼭대기에 배치한다.

종속운동기법:

- 손을 통해 힘을 적용한다. 이때 힘의 방향은 아래팔의 자세에 의해 결정되지만, 더 나은 결과를 얻기 위해 약간씩 힘의 방향이 변화될 수 있다.
- 앞굽힘 가동 기법은 날숨과 맞추어 이루어져야 하고, 뒤굽힘 가동 기법은 들숨에 맞추어 이루어져야 한다.

생리적 운동이 동반된 종속운동 기법:

- 환자는 앉거나, 선 자세를 취한다. 그리고 임상가는 환자의 뒤쪽이나 측면에서 선 자세를 취한다.
- 앞굽힘의 경우, 환자가 능동으로 허리뼈를 뒤굽힘할 때 엉치뼈 바닥에 힘을 적용한다. 이때 힘의 적용은 가동범위의 끝지점 뿐만 아니라, 모든 가동범위에서 일정하게 유지되어야 한다.

- 뒤굽힘의 경우, 환자가 능동으로 허리뼈를 앞굽힘할 때 엉치뼈 꼭대기에 힘을 적용한다. 이때 힘의 적용은 가동범위의 끝지점 뿐만 아니라, 모든 가동범위에서 일정하게 유지되어야 한다.
- 앉은 자세에서 가동 스트랩을 이용하여 주먹이나 공을 압박하는 방법으로 자가 가동기법을 수행할 수 있다.

S/I의 앞굽힘

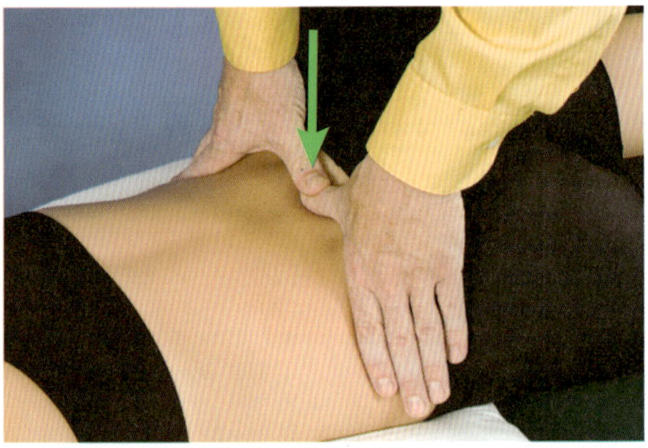

S/I의 뒤굽힘

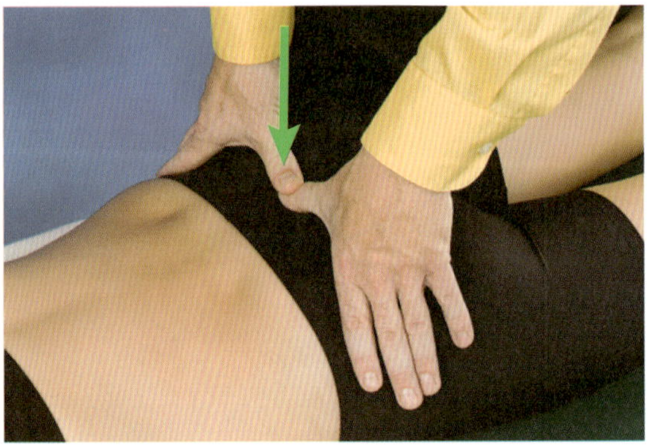

허리뼈의 생리적 뒤굽힘이
동반된 S/I의 앞굽힘(바닥)

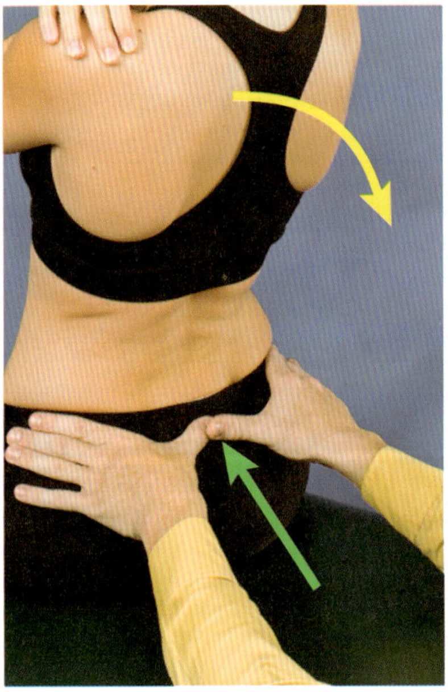

허리뼈의 생리적 앞굽힘이
동반된 S/I의 뒤굽힘(꼭대기)

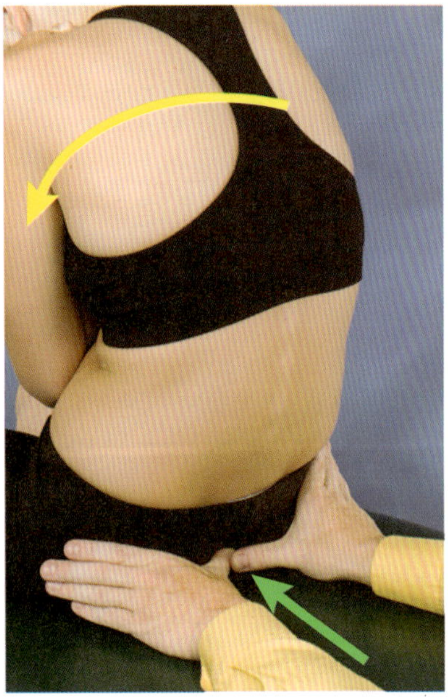

엉치엉덩관절(S/I)의 앞쪽 비틀림과 뒤쪽 비틀림

적응증:

- 허리뼈와 짝운동을 일으키는 엉치뼈의 앞쪽 비틀림과 뒤쪽 비틀림의 가동성을 향상시키기 위해
- 엉치뼈의 위치 문제가 있을 때

환자:

- 앞쪽 비틀림을 적용하기 위해서는 엎드린 자세에서 엉덩관절을 가쪽돌림하고, 뒤쪽 비틀림을 적용하기 위해서는 엎드린 자세에서 엉덩관절을 안쪽돌림한다.

임상가:

- 환자의 뒤쪽이나 가동시키고자 하는 골반의 반대쪽에서 선 자세를 취한다.
- *고정손:*
  - 앞쪽 비틀림을 위해, 고정손은 가동시킬 쪽의 ASIS에 배치한다.
  - 뒤쪽 비틀림을 위해, 고정손은 가동시킬 쪽의 PSIS에 배치한다.
- *가동손:*
  - 앞쪽 비틀림을 위해, 콩알뼈의 먼쪽이나 엄지와 엄지를 겹쳐서, 가동시키고자 하는 엉치뼈의 고랑 부위에 배치한다.
  - 뒤쪽 비틀림을 위해, 콩알뼈의 먼쪽이나 엄지와 엄지를 겹쳐서, 가동시키고자 하는 쪽의 반대쪽의 엉치뼈 부위(ILA)에 배치한다.

종속운동기법:

- 고정을 유지한 채, 손을 통해 힘을 적용한다. 아래팔의 위치에 따라 힘의 방향이 결정되며, 보다 나은 결과를 얻기 위해 힘의 방향을 약간 바꿀 수도 있다.
- 앞쪽 비틀림 가동 기법은 날숨에 맞추어 이루어져야 하고, 뒤쪽 비틀림 가동 기법은 들숨에 맞추어 이루어져야 한다.

생리적 운동이 동반된 종속운동 기법:

- 환자는 앉거나, 선 자세를 취한다. 그리고 임상가는 환자의 뒤쪽이나 측면에서 선 자세를 취한다.
- 환자가 능동으로 몸통을 돌림할 때, 임상가는 반대쪽 엉치뼈 고랑을 통해 앞쪽 방향으로 힘을 가한다.
- 환자가 능동으로 몸통을 돌림할 때, 임상가는 반대쪽 아래가쪽각(ILA)을 통해 앞쪽 방향으로 힘을 가한다.

S/I(고랑):
앞쪽 비틀림(forward torsion)

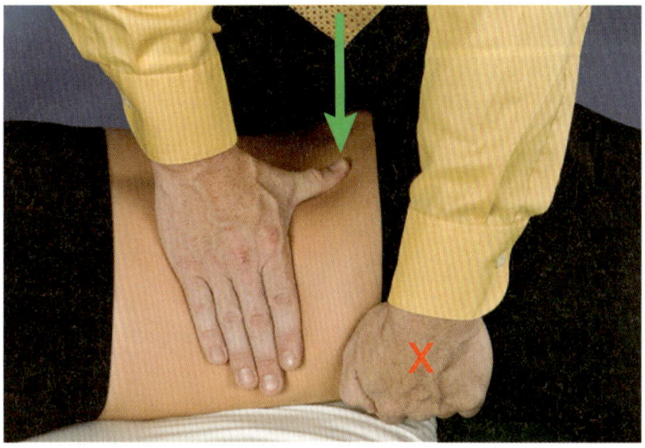

S/I:
뒤쪽 비틀림(backward torsion)
(ILA)

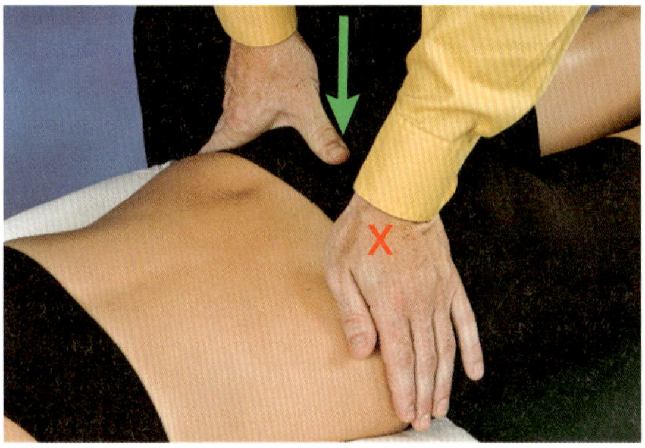

허리뼈의 생리적 돌림이 동반된 S/I 앞쪽 비틀림(고랑)

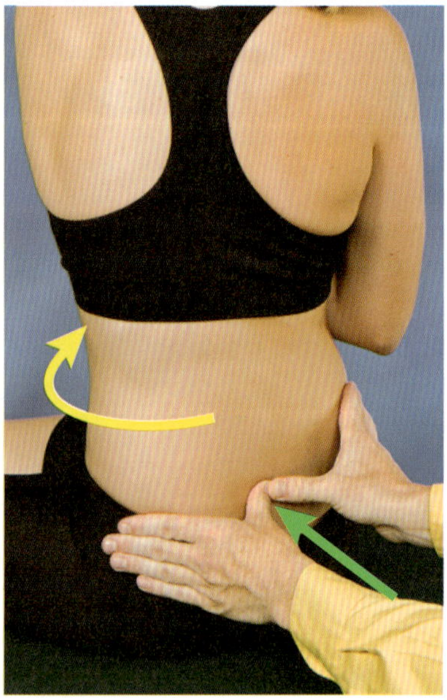

허리뼈의 생리적 돌림이 동반된 S/I 뒤쪽 비틀림(ILA)

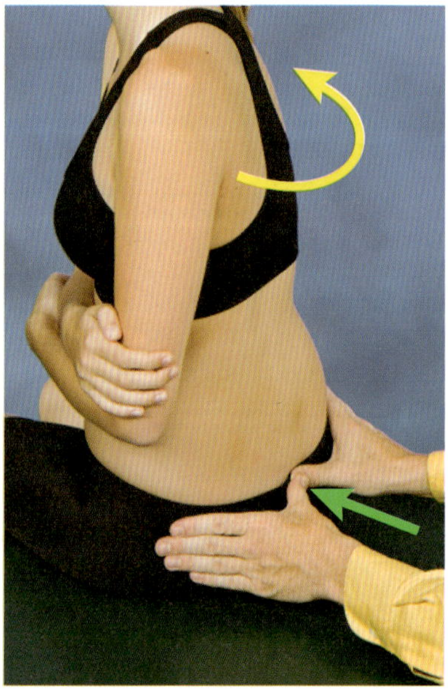

허리뼈 돌림과 인대성 긴장 빠른 잠김 트러스트

적응증:

- 원하는 분절의 편측 열림을 향상시키기 위해

환자:

- 옆으로 누운 자세를 취하고, 가동시킬 분절에 베개를 배치한다.

임상가:

- 환자를 바라보면서, 양 다리를 벌린 선 자세를 취한다.
- *고정손:* 아래쪽 다리의 무릎 뒤쪽에 위쪽 다리의 발을 구부려 다리 먼쪽을 고정한다.
- *가동손:* 양손으로 피부 잠김을 일으킨다. 머리쪽 손가락은 위쪽 분절의 가시돌기 위쪽에 배치하고, 다리쪽 손은 아래쪽 분절의 가시돌기 밑쪽에 배치한다.

종속운동기법:

- 임상가는 자신의 체중을 발쪽 발에서 머리쪽 발로 이동할 때, 위쪽으로 올라간 환자의 엉덩관절을 굽힌다.
- 원하는 지점까지 엉덩관절을 굽힘하면서, 머리쪽의 손으로 그것을 모니터한다.
- 위쪽 다리의 발로 밑쪽 다리를 감싼 후, 위쪽 다리를 굽힌다.
- 임상가가 머리쪽에 있는 자신의 손으로 밑에 있는 환자의 팔을 위쪽과 앞쪽으로 당김으로써 치료하고자 하는 척추 분절을 돌림할 때, 다리쪽에 있는 손으로 척추분절을 모니터한다.

- 임상가는 자신의 머리쪽 팔을 환자 팔 사이에 통과시켜, 자신의 팔꿈치가 환자의 어깨 앞쪽에 놓이도록 한다. 그리고 발쪽 팔은 궁둥이 뒤쪽에 배치하여 환자를 임상가쪽으로 구름시킨다.
- 모든 손잡기를 이용해 돌림력을 적용한다. 이때 머리쪽 손으로 빠른 속도의 트러스트를 적용할 때는 발쪽 손을 이용해 고정해야 하고, 반대로 발쪽 손으로 빠른 속도의 트러스트를 적용할 때는 머리쪽 손을 이용해 고정해야 한다.
- 다른 기법으로는, 발쪽 아래팔을 이용하는 방법이 있다. 즉, 궁둥이 부위를 위쪽과 앞쪽으로 퍼 올리듯이 움직이는 방법이다.

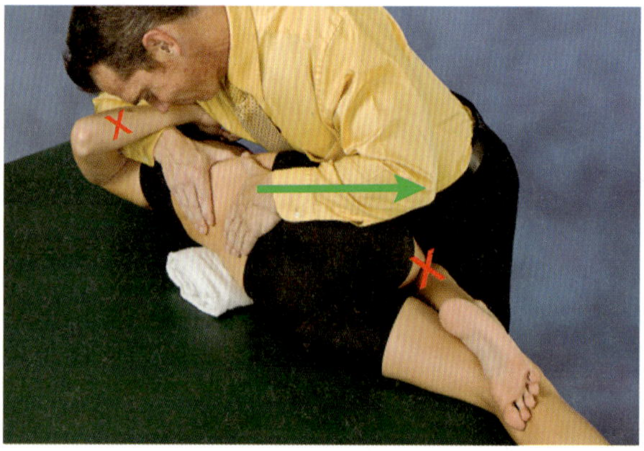

허리골반의 빠른 트러스트

적응증:

- 허리골반부위의 가동성을 증가시키기 위해, 그리고 허리골반 부위의 증상을 감소시키기 위해

환자:

- 누운 자세에서 임상가의 반대쪽으로 옆굽힘한다.
- 옆굽힘을 유지한 채, 환자의 몸통을 들어올리고 돌림시킨다.

임상가:

- 가동시키는 쪽의 반대쪽 옆에서 선 자세를 취한다.
- 발쪽 손은 환자의 반대쪽 ASIS에 배치하고, 머리쪽 손을 어깨뼈 뒷면에 배치한다.

종속운동기법:

- 어깨뼈에 배치된 손으로 자신 쪽으로 환자의 몸통을 돌림시킨다. 이때 고정손은 ASIS에 고정되어 있어야 한다.
- 일단 ASIS가 올라가기 시작하면, 어깨뼈를 고정하고, ASIS에 배치된 손으로 빠른 속도의 트러스트를 뒤쪽 방향으로 적용한다.

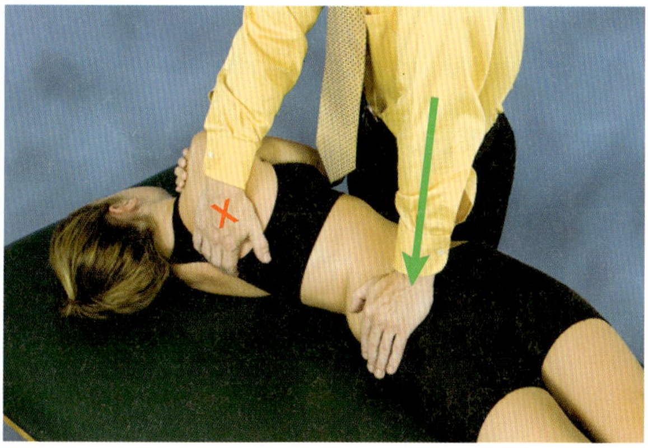

참고문헌(References)

American Physical Therapy Association. Guide to physical therapist practice, 2nd ed., 2003.

Childs JD, Fritz JM, Flynn TW, et al. A clinical prediction rule to identify patients with low back pain most likely to benefit from spinal manipulation: A validation study. Annals of Internal Medicine 2004; 141:920-928.

Cleland JA, Childs JD, Fritz JM, et al. Development of a clinical prediction rule for guiding treatment of a subgroup of patients with neck pain: Use of thoracic spine manipulation, exercise, & patient education. Physical Therapy 2007; 87:9-23.

Cleland JA, Childs JD, McRae M, et al. Immediate effects of thoracic manipulation in patients with neck pain: A randomized clinical trial. Manual Therapy 2005; 10:127-135.

Cleland JA, Fritz JM, Whitman JM, et al. The use of a lumbar spine manipulation technique by physical therapists in patients who satisfy a clinical prediction rule: A case series. Journal of Orthopaedic & Sports Physical Therapy 2006; 36:209-214.

Cook CC. Orthopedic manual therapy. Upper Saddle River, N.J.: Pearson Prentice Hall, 2007.

Cote P, Kreitz BG, Cassidy JD, et al. The validity of the extension-rotation test as a clinical screening procedure before neck manipulation: A secondary analysis. Journal of Manipulative Physiological Therapy, 1996; 19:159-164.

Edmond SL. Joint mobilization/manipulation, 2nd ed. St. Louis, Mo.: Mosby Elsevier, 2006.

Flynn T, Fritz J, Whitman J, et al.: A clinical prediction rule for classifying patients with low back pain who demonstrate short-term improvement with spinal manipulation. Spine 2002; 27:2835-2843.

Hicks GE, Fritz JM, Delitto A, et al. Preliminary development of a clinical prediction rule for determining which patients with low back pain will respond to a stabilization exercise program. Archives of Physical Medicine & Rehabilitation 2005; 86:1753-1762.

Lewis C, Wilk K, Wright R. The orthopedic outcomes toolbox. Virginia: Learn Publications.

Maitland Australian physiotherapy seminars. MT-1: Basic peripheral. Cutchogue, N.Y.: M.A.P.S., 1985-2005.

Maitland GD. Peripheral manipulation, 3rd ed. Woburn, Mass.: Butterworth-Heinemann, 1991.

Maitland GD, Hengeveld E, Banks K, et al. Maitland's vertebral manipulation. 6th ed. Woburn, Mass.: Butterworth-Heinemann, 2001.

Paris SV, Loubert PV: Foundations of clinical orthopaedics, course notes. St. Augustine, Fla., Institute Press, 1990.

Porchet F, Fankhauser H, deTribolet N. Extreme lateral lumbar disc herniation: Clinical presentation in 178 patients. Acta Neurochiropractic, 1994; 127:203-209.

Shah KC, Rajshekhar V. Reliability of diagnosis of soft cervical disc prolapse using Spurling's test. British Journal of Neurosurgery, 2004; 18:480-483.

Tong HC, Haig AJ, Yamakawa K. Spurling test & cervical radiculopathy. Spine 2002; 27:156-159.

Tseng YL, Wang WTF, Chen WY, et al. Predictors for the immediate responders to cervical manipulation in patients with neck pain. Manual Therapy 2006; 11:306-315.

Venes D. Taber's cyclopedic medical dictionary, 2nd ed. Philadelphia, F.A. Davis, 2005.

Vernon H, Mior S. The neck disability index: A study of reliability & validity. Journal of Manipulative & Physiological Therapeutics 1991; 14:411.

Viikari-Juntura A, Porras M, Laasonen EM. Validity of clinical tests in the diagnosis of root compression in cervical diseases. Spine 1989; 14: 253-257.

Waddell G, Newton M, et al. Fear-avoidance beliefs questionnaire and the role of fear-avoidance beliefs in chronic low back pain & disability. Pain 1993; 52:157-168.

Wainner RS, Fritz JM, Irrgang JJ, et al. Reliability & diagnostic accuracy of the clinical examination & patient self-report measures for cervical radiculopathy. Spine 2003; 28:52-62.

【 ㄱ 】

【 ㄴ 】

【 ㄷ 】

【 ㅁ 】

【 ㅂ 】

【 ㅅ 】

【ㅇ】

【 ㅈ 】

【 기타 】